Kompendium der Metamorphischen Methode

Gaston Saint-Pierre
David Singer

Kompendium der Metamorphischen Methode

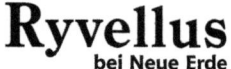
Ryvellus
bei Neue Erde

Bücher haben feste Preise.

4. Auflage 2024

Gaston Saint-Pierre und David Singer
Kompendium der Metamorphischen Methode

Der Titel des englischen Originals lautet
»A Compendium of the Metamorphic Technique«.

Übersetzt aus dem Englischen von Peter Sineokow

© für die deutsche Ausgabe Neue Erde GmbH 2012
Alle Rechte vorbehalten.

Titelseite:
Gestaltung: William LET, Paris

Satz und Gestaltung:
P S Design, Lindenfels
Gesetzt aus der Berkeley 11/14

Gesamtherstellung: Books on Demand GmbH, Norderstedt
Printed in Germany

ISBN 978-3-89060-605-7

Ryvellus ist ein Imprint bei Neue Erde

Neue Erde GmbH
Cecilienstr. 29 · 66111 Saarbrücken · Deutschland · Planet Erde
www.neue-erde.de

INHALT

Dieses Buch ist dem Sein der Metamorphose gewidmet und allen, die am großen Mysterium der Wandlung beteiligt sind.

Gaston Saint-Pierre 2007

VORWORT

Die Metamorphische Methode ist ein einzigartiger Beitrag zu dem ganzheitlichen Feld, in dem wir Veränderung, Wandel und Heilung suchen. Statt sich auf Symptome oder Probleme zu konzentrieren, fungiert der Metamorphiker als Katalysator, indem er den Menschen, der zu einer Sitzung kommt, in einer inneren Umgebung empfängt, die frei ist von jeglicher Richtungsvorgabe, von vorgefaßten Ideen und frei von Beeinflussung. Die Lebenskraft im Menschen, die von seiner innewohnenden Intelligenz geleitet wird, kann seine Energie auf die Weise in Bewegung bringen, die notwendig ist, um ihn zu dem zu führen, was sich für ihn richtig anfühlt, sei es eine neue Diät oder vielleicht eine Veränderung in der Arbeitssituation, eine angemessene körperliche Betätigung oder die richtige therapeutische Maßnahme.

Im Pflanzenreich ist es der Erdboden, der als Katalysator für das Samenkorn fungiert, und es ist die Energie im Samen selbst, die Wurzeln in die Erde senkt und einen Schößling nach oben zum Licht treibt. Diese beiden Elemente verschaffen der keimenden Pflanze die erforderliche Nahrung; dafür besteht die Notwendigkeit für den Kontakt zwischen Erde und Samen. Bei uns Menschen geschieht dieser Kontakt, indem der Metamorphiker die Reflexzonenbereiche der Wirbelsäule an Füßen, Händen und Kopf des Klienten leicht berührt. Aufgrund der Einfachheit der Anwendung und der Tatsache, daß eine Sitzung gewöhnlich als sehr angenehm und entspannend empfunden wird, wenden viele Menschen diese Methode wöchentlich als ein Werkzeug zur Wandlung und der Verwirklichung ihres Potentials an.

Dieses Buch besteht aus drei verschiedenen Beiträgen. Der erste Text »Die Kernprinzipien der Metamorphischen Methode«

wurde zum ersten Mal 1985 in Deutschland veröffentlicht und erscheint hier in einer überarbeiteten und teilweise neu übersetzten Version. Er bietet eine grundlegende Einführung in die Metamorphische Methode. Zuerst wird die Entstehung dieser Arbeit durch die Weiterentwicklung der Fußreflexzonen-Arbeit und die Entdeckung des vorgeburtlichen Musters, der Zeitlinie der parallelen Entwicklung von Körper und Bewußtsein im ungeborenen Kind von der Empfängnis bis zur Geburt dargestellt. Diese Zeitlinie spiegelt sich auf der Reflexzone der Wirbelsäule an den Füßen, den Händen und am Kopf wider. Im weiteren wechseln sich genaue, illustrierte Anleitungen zur praktischen Arbeit auf diesen Reflexzonen ab mit Einblicken in das zugrunde liegende Prinzip der Entsprechung und in die Motivation des Metamorphikers, der, wie es scheinen mag, *trotz*, in Wahrheit jedoch gerade *wegen* seiner tiefen »objektiven« Liebe zum Leben in der inneren Haltung des Belassens es der Lebenskraft und innewohnenden Intelligenz des Klienten überläßt, die Wandlung von behindernden Mustern, Lebenseinstellungen und gar körperlichen und seelischen Leiden zum Besseren hin zu vollziehen. Ein längeres Kapitel mit Erläuterungen zur Arbeit in und innerhalb von Familien und von Eltern mit ihren Kindern beendet den eigentlichen Text, dem zwei Essays folgen, in denen der Autor sehr anschaulich tiefe Wandlungserlebnisse aus seinem eigenen Leben beschreibt.

Der zweite Text ist der Nachdruck eines sehr wichtigen Buches von David Singer, einem Freund und Schüler von Gaston Saint-Pierre, mit dem Titel »Werden, wer wir sind«. Der Autor beschreibt sehr lebendig seine langjährige Erfahrung mit geistig oder körperlich behinderten Kindern und Erwachsenen in verschiedenen Heil- und Pflegeeinrichtungen, denen er die Metamorphische Methode vermittelte, und die sich daraufhin selbst und gegenseitig Sitzungen gaben. Er schildert an Beispielen, wie sich »benachteiligte« Menschen von schüchternen und zurückgezogenen »Opfern« zu kommunikationsfreudigen Individuen wandeln, die sich ihrer Bedürfnisse bewußt sind und sie auszudrücken beginnen.

Der Text enthält desweiteren außer zahlreichen Abbildung zur praktischen Arbeit leicht nachvollziehbare psychologische Erklärungen und Anweisungen, wie Mitglieder des Pflegepersonals mit Hilfe von Metamorphikern diese Arbeit in ihren Einrichtungen anwenden können.

Der dritte Beitrag des Buches besteht aus sechs Aufsätzen von Gaston Saint-Pierre über die verschiedenen Stadien des vorgeburtlichen Musters, der gleichzeitigen Entwicklung von Körper und Bewußtsein des Kindes im Mutterleib. Beginnend mit der Vorempfängnis, d.h. den Einflüssen, die sich zur Empfängnis verdichten, über Empfängnis, Nachempfängnis, erste Kindsbewegung zu Vorgeburt und endend mit der Bewegung der Geburt werden diese Stadien als Stufen der für uns nicht wahrnehmbaren inneren Wandlung beschrieben, die im Außen als Veränderungen sichtbar werden.

Dieses Buch richtet sich also sowohl an das allgemeine Publikum als auch an Menschen, die im Sozialbereich tätig sind, und nicht zuletzt an alle, die schon mit der Metamorphischen Methode arbeiten und ihre Kenntnisse mit immer wieder neuen Erkenntnissen auffrischen und vertiefen möchten. Es erweist sich damit wahrhaft als ein *kurz gefaßtes Lehrbuch* der Metamorphischen Methode, ein *Kompendium*.

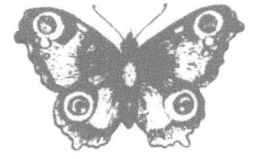

KERNPRINZIPIEN DER METAMORPHISCHEN METHODE

Gaston Saint-Pierre
Barbara D'Arcy Thompson

Für Valerie Saint-Pierre, Tocher und Freundin.

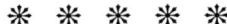

Unser größter Dank an Robert St. John, den Begründer der »Metamorphose« und an alle Schüler, Anwender und Lehrer der Metamorphischen Methode.

INHALT

VORWORT

Mit dem Zeitalter des Wassermanns beginnen wir, die äußerst starken Energien zu spüren, die diese Ära mit sich bringt, Energien, die sich auf vielfältige Weise offenbaren. Im Bereich des Heilens werden wir mit einer Idee vertraut, die zu allen Zeiten immer wieder aufgetaucht ist. Obwohl sie einfach und naheliegend erscheint, hatte der begrenzte Verstand bisher Schwierigkeiten, sie zu begreifen: Das Leben selbst ist der große Heiler.

Leben ist, und Leben drückt sich durch seine Erscheinungsformen aus. Wir betonen dieses ganze Buch hindurch, dass das Prinzip, mit dem wir in der Metamorphischen Methode arbeiten, das Leben selbst ist. Der Metamorphiker soll sein Bewußtsein nicht von den Problemen, den Leiden und Symptomen des Menschen ablenken lassen, dessen Füße er berührt. Er muss verstehen, dass das Leben selbst die für den Klienten notwendige Arbeit verrichtet, die Arbeit der Wandlung; er, der Metamorphiker, ist nur der Katalysator, durch den, nicht von dem die Wandlung kommt.

Wir betrachten einige der Wirkungsweisen der Lebensenergie und bieten dem Schüler eine Hilfslinie, eine Landkarte an, die ihm helfen soll, seinen Weg zu finden. Es ist ein dreifacher Pfad: vom Verstand zu Bewußtsein und Intelligenz, vom Gefühl zu Kommunikation und Ekstase und von der Energie zu Kraft und Geist.

Das Bewußtsein, das uns ausmacht, hat das Bestreben, sich mit den Erscheinungsformen des Lebens zu verstricken. Bewußtsein muss sich höherentwickeln zur Intelligenz, aber für die Intelligenz sind die Erscheinungsformen des Lebens nicht von Belang, und deshalb geht die Entwicklung zögernd voran.

Die Energie, die uns auf allen Ebenen unseres Seins erhält, ist in ihrer reinsten Form Geist. Unser Gefühl bildet den Antrieb hinter dieser Energie und gibt ihrer Bewegung eine Richtung. Die höchste Form des Gefühls ist die Ekstase, das heißt die Fähigkeit, unsere Grenzen zu überschreiten. Die Reise geht von Verstand/Bewußtsein, Gefühl/Kommunikation und Energie/Kraft zu Intelligenz, Ekstase und Geist – von den Erscheinungsformen des Lebens zum Leben selbst.

Aus diesem Grund richtet sich die Metamorphische Methode nicht nur an die geistig und körperlich Behinderten, sondern an alle Menschen, die begierig sind, nicht nur sich selbst zum Besseren hin zu verändern, sondern sich auch über ihre einengenden Muster hinaus zu wandeln. Die Wandlung ereignet sich durch unsere Kraft, uns selbst zu heilen, uns wahrlich selbst zu erschaffen; die Metamorphiker sind durch ihre Haltung des Belassens das katalysierende Element für diese Wandlungsbewegung.

GRUNDLAGEN I – DIE REFLEXZONENMASSAGE

Im alten China war bekannt, daß es ein vielschichtiges System von Energieströmungen gibt, die in bestimmbaren Bahnen oder Mustern durch den menschlichen Körper kreisen. Stelle dir den Körper als fünfzackigen Stern vor, dessen fünf Spitzen vom Kopf, den Händen und den Füßen gebildet werden. Verbinde die Punkte und du wirst sehen, daß es keinen Anfang und kein Ende gibt. (Abb. 1)

Es ist die äußere Funktion dieser Endpunkte – Kopf, Hände und Füße – mit der Außenwelt in Verbindung zu stehen. Darüberhinaus spiegelt sich jeder Teil des Körpers in ihnen, insbesondere in den Füßen, die mit der Erde, der Grundlage unseres Seins, in Berührung sind. Die Füße wurden als »Spiegel des Körpers« beschrieben. Jeder Teil des Körpers hat eine entsprechende Reflexzone in den Zehen, den Sohlen, den Fersen und den Fußrücken. (Abb. 2)

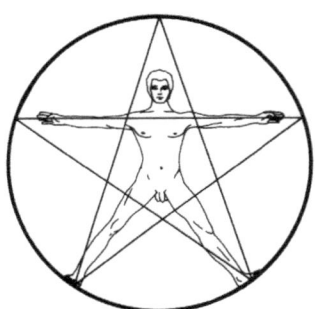

1 Der fünfzackige Stern

Wenn die Finger die Füße massieren, hat das eine Anregung zur Folge, und im entsprechenden Körperteil wird ein vorhersagbarer Reflexvorgang festgestellt, der das Gleichgewicht und den Kreislauf wiederherstellt und Disharmonien ausgleicht.

Die Zehen spiegeln den Kopf, das Gehirn, Augen, Nase, Mund und Nebenhöhlen wider. Die Sohlen reflektieren die inneren Organe. Die oberen Fußbereiche spiegeln das Skelett des Körpers wider. Die Fersen reflektieren den unteren Teil des Körpers, einschließlich

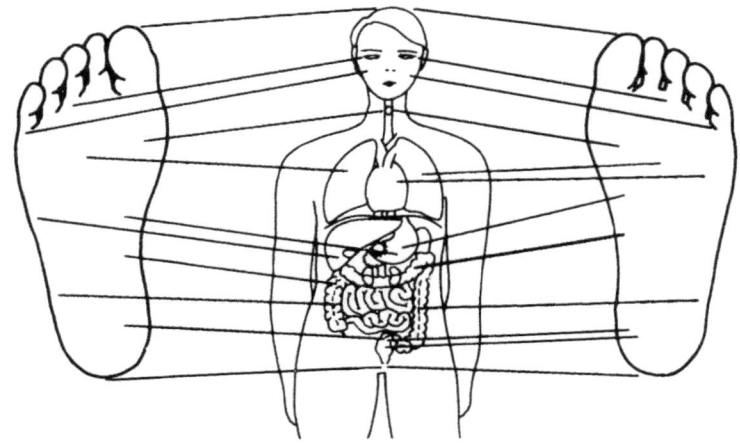

2 Die Fußreflexzonen

der Fortpflanzungs und Ausscheidungs-Organe. Das Rückgrat hat seine Reflexzone auf der Knochenkante vom ersten Großzehengelenk bis zum Fersenbein an der Innenseite beider Füße. (Abb. 3)

Die oberen Ecken des Großzehennagels reflektieren die Zirbeldrüse und die unteren Ecken die Hypophyse (Hirnanhangdrüse).

Die Reflexzone des Beckengürtels bildet eine Linie über den Fußrücken vom inneren Knöchel zum äußeren Knöchel.

Der rechte Fuß spiegelt die rechte Körper- und Kopfseite wider, der linke Fuß die linke Seite von Körper und Kopf.

An jeder unserer Handlungen sind drei Tätigkeiten beteiligt: Denken, Bewegung und Handeln, bzw. Tun. Stellen wir uns z.B. vor, wir wollen einen Brief schreiben; der Gedanke entsteht (denken), wir gehen zum Schreibtisch (bewegen), wir nehmen Stift und Papier und beginnen zu schreiben (tun). Im Kopf befindet sich das Denkzentrum. Unsere Hände sind die Endpunkte des Handlungszentrums. Die Füße sind Endpunkte des Bewegungszentrums.

GRUNDLAGEN II
DAS VORGEBURTLICHE (PRÄNATAL-) MUSTER

Die gepunktete Linie in den Abbildungen 3 und 4 zeigt die Reflexzone des Rückgrats, aber in unserer Arbeit ist sie auch die Reflexzone für die *intra-uterine Reifungs-Phase*, die neun Monate von der Empfängnis bis zur Geburt.

Die Phase vor der Empfängnis (Präkonzeption) wird in dem Bereich zwischen der Spitze der großen Zehe und dem ersten Gelenk

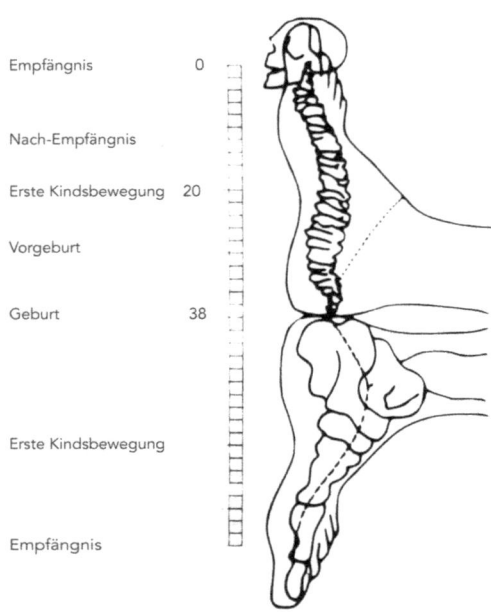

Empfängnis   0

Nach-Empfängnis

Erste Kindsbewegung   20

Vorgeburt

Geburt   38

Erste Kindsbewegung

Empfängnis

3 Die Reflexpunkte der Wirbelsäule und das vorgeburtliche Muster

18

widergespiegelt. Das Gelenk selbst ist der Reflexpunkt des Augenblicks unserer Empfängnis.

Zwischen diesem Gelenk und einem Punkt, der ungefähr auf der Mitte des Fußgewölbes liegt, befindet sich die Reflexzone für die Zeit nach der Empfängnis (Postkonzeption). Dort, zwischen dem inneren Keilbein und dem Kahnbein, liegt die Reflexzone der ersten Kindsbewegung, die zwischen der 18. und 22. Woche der Reifungsperiode eintritt.

An diesen Punkt schließt die vorgeburtliche Phase – von der ersten Kindsbewegung bis zum Augenblick der Geburt – an. Der Geburts-Reflexpunkt liegt dort, wo die Achillessehne von oben auf das Fersenbein trifft.

Wenn wir uns die unterschiedlichen Stadien der Reifungsperiode im Mutterleib und die Zeit davor im Hinblick auf Bewußtsein ansehen, finden wir folgendes:

Die Phase vor der Empfängnis

Hier nähert sich das Bewußtsein des neuen Lebens dem Augenblick der Empfängnis; die Reinheit des Faktors »Leben« wird modifiziert durch Einflüsse stofflicher und nicht-stofflicher Art, die sich während der Empfängnis niederschlagen. Einflüsse dieser Art auf der stofflichen Ebene wären elterliches Erbgut, rassisches Erbgut und andere Bedingungen, die zeitlich zurückliegen. Die nicht-stofflichen Einflüsse sind die kosmischen und menschlichen Faktoren, z.B. – unter vielen anderen – Astrologie und Archetypen (Urformen), die von der Menschheit geschaffen oder anerkannt worden sind.

Empfängnis

Dies ist für den neuen Menschen der Brennpunkt in der Zeit. Alle Umstände, die unsere Entwicklung und unsere Eigenart bestimmen, sind hier gegenwärtig. Jetzt beginnt die Arbeit des Bauens gemäß dem Entwurf, den unsere innewohnende Intelligenz gewissermaßen schon gezeichnet hat.

Phase nach der Empfängnis

Dies ist die Periode der Formgebung. Alle körperlichen, geistigen und gefühlsmäßigen Einflüsse, die das werdende Wesen zum Menschen und Individuum machen, werden festgelegt.

Erste Kindsbewegung

In Hinblick auf das Bewußtsein stellt dieser Abschnitt wieder einen Wendepunkt für den Embryo dar, der bis jetzt in sich gekehrt und auf sich selbst konzentriert mit seiner körperlichen Entwicklung beschäftigt war. Jetzt ist die Entwicklung nach außen gerichtet, hin zur Bewegung, Ausdehnung und Erkundung der Gebärmutter, seiner Behausung.

Vorgeburts-Phase

Dies ist die Periode der Vorbereitung zum Handeln, in der die Einflüsse sich niederschlagen, die über die Entwicklung des zukünftigen Menschen als soziales Wesen, als Mitglied der Gesellschaft entscheiden.

Geburt

Dies ist die Periode des Handelns oder Nichthandelns. Die jetzt vorherrschenden Einflüsse bestimmen, ob es im Leben dieses Menschen ein Empfinden für Freiheit und Erfüllung geben wird oder das Gegenteil davon.

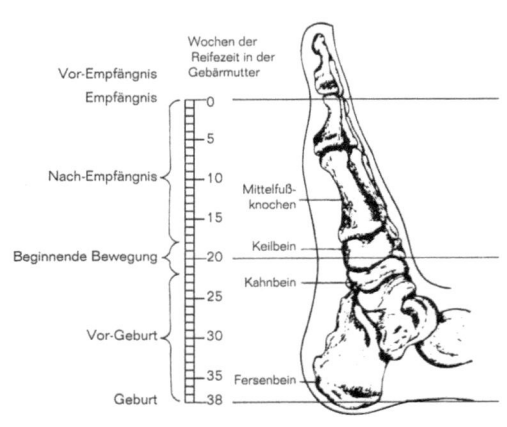

4 Der Fuß und das vorgeburtliche Muster

DIE PRAKTISCHE ANWENDUNG: DIE FÜSSE

Setze dich im rechten Winkel zu dem Menschen, mit dem du arbeiten möchtest, und lege seinen rechten Fuß auf deinen Schoß. (Abb. 5) Warte einen Moment, bevor du mit deinen Händen das Energiefeld um den Fuß durchdringst. Nimm dann den Fuß fest in beide Hände und mache dich allmählich mit ihm vertraut.

Laß den allgemeinen Zustand dieses Fußes in dein Bewußtsein dringen; du wirst bemerken, ob er sich heiß oder kalt, feucht oder trocken, füllig, mager oder knochig anfühlt und ob er beweglich oder steif ist. Spüre, ob es empfindliche oder verspannte Zonen gibt, ob die Haut weich oder rauh ist, ob Hornhaut oder Schwielen da sind, und wenn ja, wo. Nimm das Fußgewölbe in Augenschein, ob es normal oder hoch ist oder ob die Sohlen flach sind. Erkunde die Knochenstruktur des Fußes.

Was immer deine Erkundigungen am Fuß erbringen, nimm es wahr, erkenne es an und belasse es dabei. Du bist sozusagen ein Katalysator, du schickst dich nicht an, eine Wandlung oder Heilung zu bewirken. Dies wird im Kapitel über Motivation genauer erklärt.

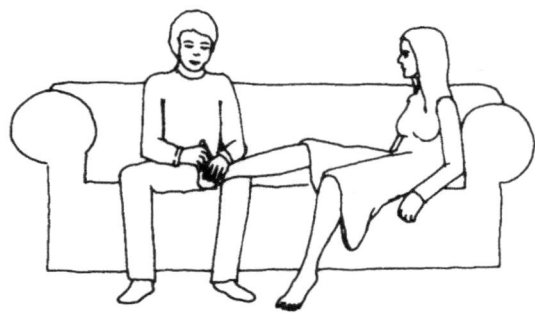

5 Der Anwender sitzt im rechten Winkel zum Klienten

Während der Sitzung benutzt du deine Fingerspitzen mit kreisenden oder tastenden oder mit vibrierenden Bewegungen, als würdest du ein winziges Cello spielen. Der Druck deiner Finger muß leicht sein.

Beginne mit deiner Arbeit in dem Bereich, der in den Abbildungen 3 und 4 dargestellt ist. Arbeite entlang der großen Zehe, wobei du auch der oberen und unteren Ecke des Zehennagels Beachtung schenkst. Folge mit den Fingern der Außenseite der zwei Zehenglieder bis zum zweiten Gelenk und dann der Seite des langen Mittelfußknochens (Abb. 4). Wenn du die Fußwurzelknochen erreichst, achte auf die Grube zwischen dem inneren Keilbein und dem Kahnbein. Gehe weiter zum Fersenbein und arbeite an der gesamten Innenseite bis oben zu der Stelle, an der die Achillessehne ansetzt. Arbeite auch auf der Reflexzone des Beckengürtels von unterhalb des inneren Knöchels über den Fußspann hinweg bis unter den äußeren Knöchel. (Abb. 3)

Arbeite an jedem Fuß 30 Minuten; dann solltest du unverzüglich deine Hände mit fließendem kalten Wasser waschen.

Das Prinzip der Entsprechungen

Wenn wir den Körper als ein Ganzes betrachten, können wir erkennen, daß die Körperzellen drei verschiedene Arten von Strukturen bilden: harte Gewebe, weiche Gewebe und Flüssigkeiten. Die harten Gewebe, d.h. Knochen und Skelett, bilden die Ausgangsstruktur, die aus all den Faktoren geschaffen wurde, die im Augenblick der Empfängnis in die Entstehung unseres Lebens eingeflossen sind und bilden die fortwährende Wandlungsbewegung in unserem Inneren ab. Das Fleisch und die Haut bilden die Umhüllung für das Knochengerüst, und Muskeln, Bänder und Sehnen geben ihm Beweglichkeit. Die inneren Organe erfüllen – dirigiert vom größeren Geist – ihre Funktion, den Körper lebendig und gesund zu erhalten.

Die Strukturen der harten und weichen Gewebe werden von den Körperflüssigkeiten durchdrungen; diese drücken die Bewegungsrichtung unserer Energie aus, die ordnungsgemäße Art und Weise, in der sich die Körperfunktionen vollziehen.

6 Die Entsprechungen zu
den drei grundlegenden
Funktionen des Menschen:
Denken, Handeln, Bewegen

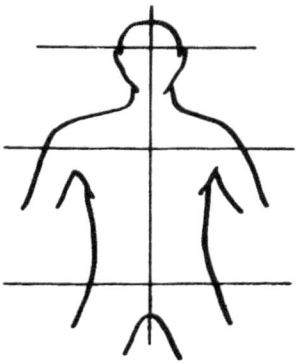

Auf einer anderen Ebene entsprechen die drei Strukturarten drei Aspekten unseres Seins: Die Knochenstruktur stellt das Dauerhafteste dar, den Lebens- oder Energie-Faktor; die Struktur der weichen Gewebe entspricht dem Verstandes-Aspekt, während die Flüssigkeiten unserem Gefühls-Aspekt entsprechen, der unserem Dasein Antrieb gibt. Wenn wir anerkennen, daß der Sinn unserer irdischen Existenz darin besteht, unser Bewußtsein auf immer größere Kreativität hin auszudehnen, dann stellen wir fest, daß der emotionale Aspekt die Richtung dieser Bewegung anzeigt.

In der Abbildung 6 ist durch die Wirbelsäule und den Schädel eine senkrechte Linie gezogen, die den Verlauf des Lebensprinzips darstellt. Weiterhin sind drei Querlinien eingezeichnet: die erste durch den Schädel, die zweite durch die Schultern und die dritte durch das Becken; sie entsprechen den drei menschlichen Primärhandlungen: Denken, Handeln und (Fort-) Bewegen.

Wenn du mit der Sitzung beginnst und den Fuß des Klienten erforschst, spürst du, ob er trocken oder feucht, füllig oder mager, und ob das Fußgewölbe hoch oder flach ist; du verstehst, daß alle diese Merkmale die verschiedenen Aspekte der Struktur dieses Menschen anzeigen.

24

Die Motivation des Metamorphikers

Aus der modernen Wissenschaft wissen wir, daß jede Zelle in der unglaublichen Feinheit des menschlichen Körpers ein Hologramm darstellt, das die vollständige Information jeder anderen Zelle und damit des ganzen Wesens, einschließlich der Erinnerung an die Vergangenheit, enthält. Wenn wir also mit den Fingern auf den Reflexzonen der Wirbelsäule an den Füßen, an den Händen und am Kopf arbeiten, richten wir unsere Aufmerksamkeit auf ganz bestimmte Augenblicke der Vergangenheit, und zwar auf die achtunddreißig Wochen der Reifungsperiode in der Gebärmutter, die Zeit, in der all unsere körperlichen, geistigen, emotionalen und seelischen Wesensmerkmale begründet wurden. Als katalysierende »Vermittler« lockern wir dieses Zeitgefüge.

Wer und was ein Mensch ist, ist das Ergebnis all der energetischen Konzentrationen, die sich während der vorgeburtlichen Periode ereignet haben. Woher kommen diese Strukturen, die, wie es aussieht, den Energiefluß unserer Erschaffung hemmen?

Wir können annehmen, daß sich das werdende Leben während des Abstiegs zur Erde mit bestimmten Erscheinungsformen von Energie bemäntelt; und um mit diesen Energien zu arbeiten, kann unsere Lebenskraft ihre Schwingungsrate heruntertransformieren.

Die Erscheinungsformen können vielfältig sein und sich auf allen Ebenen ausdrücken: körperlich, geistig und emotional wie auch auf der Verhaltensebene und im seelischen Bereich. Sie können sich von geistiger Behinderung bis zur Genialität erstrecken, von höchsten Höhen bis zu den tiefsten Abgründen der Gefühlswelt, vom »Leben in der Wildnis« bis zur mystischen Erfahrung, von der Neigung zu Unfällen bis zum Besitz subtiler körperlicher Kräfte.

Als Katalysatoren können wir uns nicht damit befassen, auf welche Weise die Energien sich offenbaren. Betrachten wir für einen Moment den Lebenszyklus der Eichel. Die Erde ist, zusammen mit den Elementen, der Katalysator, durch den die körperliche Struktur der Eichel sich lockert und schließlich auflöst, so daß ihre Lebenskraft eine Wurzel in die Erde senken und einen Trieb hinauf ins Licht senden kann. Die Erde, die Eichel und schließlich der Eichbaum sind alle Erscheinungsformen des Lebens. Jenseits dieser Erscheinungsformen ist die Energie, die das Universum erschuf und noch immer erschafft.

Leben ist und wirkt durch seine Erscheinungsformen. Die Eigenschaften des Metamorphikers wie auch die des Klienten sind Erscheinungsformen von Energie, aber wir befassen uns nicht mit ihnen. Es ist nicht an uns – mit unserem beschränkten Wissen und Verständnis – danach zu streben, Erscheinungsformen von Energie zu verändern oder zu verbessern. Das macht die Lebensenergie selbst, und deshalb ist es unser Ziel, mit dieser Energie zu arbeiten. Ihre Bewegung ist immer auf Wachstum, Erfüllung und Vervollkommnung gerichtet; in uns bedeutet es die Erschaffung eines vollständig verwirklichten Menschen.

Wie die Eichel, die bereit ist, ihr Potential freisetzen zu lassen, in der Erde ihren Katalysator findet, so findet der Klient einen wahren Katalysator in dem Metamorphiker, der die Haltung des Belassens einnimmt.

Da die Ausbildung in der Metamorphischen Methode im Wesentlichen eine Einübung in die Haltung des Belassens (*engl. detachment*) ist, müssen wir uns genau darüber im Klaren sein, was wir mit diesem Begriff meinen. Man darf nicht daraus folgern, daß die Haltung des Belassens vom Metamorphiker verlangt, ohne Mitgefühl zu sein. Wir erinnern uns in diesem Zusammenhang an den Ausspruch von T. S. Eliot *to care and not to care* – sorgen und nicht sorgen. Metamorphiker sind zutiefst mitfühlende Menschen und arbeiten auf der Basis »objektiver« Liebe, einer Liebe, die nicht an ihre eigenen Hoffnungen, Erwartungen, ihr Verständnis oder Können geknüpft ist.

Die Einübung darin, ein Katalysator zu sein, deutet auf die Notwendigkeit der Haltung des Belassens in den Metamorphikern hin. Sie beobachten die Bewegung der Energie, wie sie sich im Klienten offenbart, sie werden der Symptome der Leiden und Probleme gewahr; sie erkennen alles an, was sie beobachtet haben, all die verschiedenen Tatsachen in den Füßen ihrer Klienten oder über sie selbst. Dann belassen sie es dabei, entlassen alles aus ihren Gedanken, weil es nichts mit ihnen zu tun hat.

Diese Haltung mag als Gefühlskälte ausgelegt werden; jedoch gehört zum Wesen unserer wahren Natur eine Fürsorglichkeit, die uns noch vor der Geburt eingegeben wurde. Diese Fürsorglichkeit besteht aus zwei Eigenschaften, wovon die erste unsere Leidenschaft für das Leben ist. In den Wochen nach der Empfängnis, der gestaltgebenden Periode, senkten wir die Wurzeln unserer Individualität hinab, wir gaben uns dem Abenteuer zu leben hin. Die treibende Kraft hinter dieser Hingabe ist Leidenschaft für das Leben.

Die zweite Eigenschaft entwickelt sich während der vorgeburtlichen Phase, wenn wir uns der uns umgebenden Welt öffnen, uns darauf vorbereiten, Beziehungen mit Menschen und mit den Reichen der Natur aufzubauen. Das ist Mitgefühl – mit anderen fühlen und sich anderen zuwenden.

Alles andere als gefühlskalt hören Metamorphiker teilnahms- und verständnisvoll zu, was die Klienten ihnen zu sagen haben; aber mit dem Gewahrsein dieser beiden Grundeigenschaften können sie es sich erlauben, die Haltung des Belassens einzunehmen. Sie verstricken sich nicht in den Problemen der Klienten. Und in der Tat ist die Besorgnis der Klienten wegen ihrer Symptome nach kurzer Zeit vergessen. Der Metamorphiker weiß, daß die Lebenskraft des Klienten das Werk der Wandlung und der Metamorphose in die Wege leiten und vollenden wird; sie ent-deckt, bringt ans Licht, den Menschen, der wir wahrhaft sind.

Die Metamorphiker betrachten sich als Diener des Höchsten, der Kraft des Lebens, indem sie nach besten Kräften mit der unendlichen Energie arbeiten, die Formationen über Formationen von Universen zusammenhält. Sie sind damit zufrieden, die ganze Angelegenheit dort zu lassen. Ihre Arbeit ist eine Bejahung des Lebens, der Leidenschaft für das Leben und das Teilen des Lebens mit anderen im Mitgefühl.

Mit den Worten der Bhagavad Gita:

> *Das Werk zu tun sei dein Beruf,*
> *Nicht kümmre dich's, ob es gelang,*
> *Begehre nie der Taten Frucht,*
> *Doch fröne nicht dem Müßiggang.*

KÖRPERLICHE ERSCHEINUNGEN BEIM METAMORPHIKER

1. Es kann geschehen, dass deine Finger anfangen, sich sehr schwer anzufühlen. Wenn das eintritt, schüttle sie gut aus, um die Schwere loszuwerden.

2. Dich überkommt vielleicht ein Gefühl der Müdigkeit oder du spürst Schmerzen und Qualen, von denen du das Gefühl hast, dass sie nicht zu dir gehören. Dies liegt gewöhnlich an einem Mangel in der Haltung des Belassens, an der Identifikation mit den Problemen oder Schwierigkeiten des Klienten. Nimm diese Tatsachen in dir wahr, erkenne ihre Anwesenheit an und belasse sie. Bald kommt wieder ein Gefühl der Frische; die Handlung besteht hier im Aufmerksam-Sein.

3. Es kommt vor, dass du gähnen oder seufzen musst, oder du empfindest einen Drang zu niesen oder aufzustoßen. Unterdrücke diese Bedürfnisse nicht, unterstütze sie eher. Du nimmst Erscheinungsformen blockierter Energie auf, die die Lebenskraft des Klienten gerade freigesetzt hat, und du unterstützt damit ihre weitere Auflösung.

Dir selbst eine Sitzung geben

Ja, es ist möglich, an den eigenen Füßen zu arbeiten. Wenn du es tust, kannst du jedoch einen 'geschlossenen Kreislauf' erzeugen, in dem die Energien, sobald sie freigesetzt sind, wieder eingeschlossen werden, anstatt sich zu zerstreuen. Du kannst auch in Versuchung kommen, dich mit einigen deiner Merkmale oder Schwierigkeiten zu beschäftigen, die mit dem Bereich verbunden sind, den du gerade berührst. Aus diesem Grunde ist es ratsam, ein Hilfsmittel wie eine Murmel, ein Stückchen weiches Holz mit abgerundeter Spitze oder ein kleines elektrisches Massagegerät zu benutzen, mit dem du leicht den Knochenrand auf den Innenseiten der Füße und an den Außenseiten der Daumen berührst. Für die Arbeit am Kopf benutzt du deine Fingerspitzen. Es ist besser, dir selbst eine Sitzung zu geben als gar keine zu erhalten, aber noch besser ist es, wenn du jemand anderen findest, der dir eine Sitzung gibt.

DAS EMPFÄNGNIS-MUSTER

Der Gedanke, ausschließlich auf dem Empfängnis-Punkt zu arbeiten (Abb. 7), ist eine Weiterentwicklung der Arbeit am vorgeburtlichen Muster. Bei der Empfängnis, noch im Bereich des Abstrakten, ist alles, was wir werden sollen, bereits vorhanden. Wenn wir nur auf den Empfängnis-Punkten an den Großzehen und den Daumen arbeiten, oder den Empfängnis-Punkt auf dem Kopf berühren, schalten wir sozusagen ein Licht an, das beleuchtet, was im Augenblick der Empfängnis erschaffen werden soll, einschließlich der vollen Verwirklichung unseres Potentials an Kreativität.

Die Lebensenergie ist nicht an Zeit gebunden, deshalb kann sie ihr Werk vollbringen und Einflüsse, Blockierungen oder Eigenschaften zerstreuen, bevor sie sich im Stofflichen niedergeschlagen haben. Am Empfängnis-Muster kannst du arbeiten, sooft du willst, denn hier gibt es noch keine Bindung an Materie, Zeit oder Raum. Wir stellen fest, daß das Ergebnis weitreichender zu sein scheint als in der Arbeit am vorgeburtlichen (Pränatal-) Muster, obwohl diese weiterhin noch sehr notwendig ist. Arbeit am Empfängnis-Muster ist besonders segenbringend für Kinder, ältere Menschen, geistig Behinderte und auch für Tiere. Es vermittelt ihnen ein Gefühl tiefen Friedens.

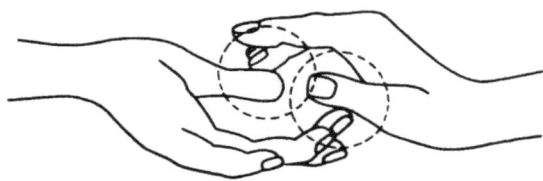

7 Die Empfängnis-Punkte an den beiden Daumen, jeweils von einem Finger der anderen Hand gehalten

DIE HÄNDE UND DER KOPF

In dieser Arbeit liegt unsere Aufmerksamkeit bei den Füßen, denn auf ihnen bewegen wir uns fort, und Bewegung ist für das Leben und für uns als Menschen wesentlich. Das Prinzip der Bewegung findet in unseren Füßen seinen Ausdruck. Gemäß den Worten der alten Weisheit »wie oben, so unten« spiegeln die Füße eines der grundlegenden Gesetze wider, die das Universum regieren, das Gesetz der Bewegung.

Auf der aufwärts führenden Reise der Evolution mußten wir die Fähigkeiten zum Denken und zum Handeln entwickeln, die im Kopf und in den Händen widergespiegelt sind. Vom universalen Standpunkt aus ist dies eine zweitrangige Entwicklung. Aus diesem Grunde arbeiten wir zuerst und vorrangig an den Füßen und ergänzen diese Arbeit durch kürzere Sitzungen an den Händen und am Kopf.

Die Arbeit an den Füßen versinnbildlicht die Wandlungs-Bewegung in den Klienten. Innerhalb dieser Bewegung erlaubt die Arbeit an den Händen ihrer Lebenskraft, Einflüsse auf die Fähigkeit zum Handeln und Erschaffen auszulösen. Durch die Arbeit am Kopf werden innerhalb derselben Wandlungs-Bewegung die Fähigkeiten zu denken, initiativ zu sein und sein Leben zu meistern freigesetzt. Wenn Klienten Sitzungen nur an Händen und Kopf bekommen, können die Veränderungen dramatisch sein, doch nicht immer von Dauer. Bei Sitzungen an den Füßen sind die Veränderungen im Gleichgewicht und erweisen sich in der Praxis zumeist als dauerhaft. Eine dauerhafte Veränderung ist eine Wandlung oder Transformation, die nicht umkehrbar ist. Zum Beispiel kann sich ein Schmetterling nicht zurückbilden und wieder zur Raupe werden.

DIE PRAKTISCHE ANWENDUNG: DER KOPF

Arbeite entlang einer Linie über die Kopfmitte vom Schädeldach hinunter bis zur Grube unterhalb der knochigen Hinterhaupts-Kante. Von dieser Grube aus gehst du am unteren Schädelrand auf beiden Seiten nach außen zu den Ohren und an den Mastoid-Knochen hinter den Ohren beiderseits nach oben und wieder zurück. Berühre nur leicht mit den Fingerspitzen und setze von Punkt zu Punkt neu an, um nicht an den Haaren zu ziehen. Du kannst auch mit einer Hand sanft die Stirn stützen, während du mit Fingern und Daumen der anderen Hand arbeitest.

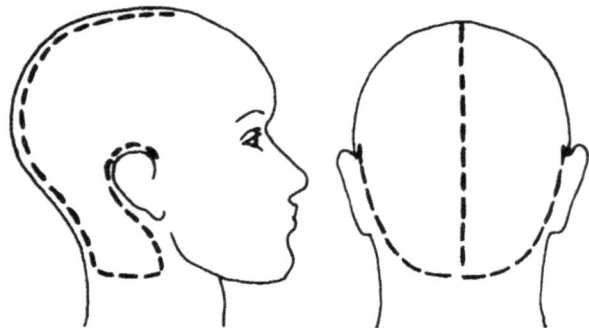

8 Der Kopf mit den Bereichen, an denen gearbeitet wird

DIE PRAKTISCHE ANWENDUNG: DIE HÄNDE

Arbeite wie beim Großzehennagel an den äußeren und inneren Ecken des Daumennagels. Gehe dann am Knochenrand des Daumens entlang von der Daumenspitze bis zum Handgelenk. Danach gehst du über die Oberseite des Handgelenks in gleicher Weise wie beim Spann am Fuß.

Für die Arbeit am Kopf wie auch an den Händen gilt: Gib die Sitzung so lange, wie der Klient es möchte, oder so lange, wie es sich für dich richtig anfühlt.

Die Bereiche, die am Kopf und an den Händen berührt werden, spiegeln das vorgeburtliche Muster wider, die Zeitstruktur, die der Metamorphiker auflöst, indem er als Katalysator fungiert.

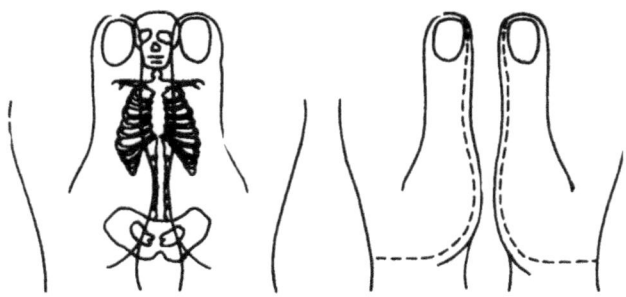

9 Die Daumen in Bezug auf das vorgeburtliche Muster
und die Zonen, auf denen gearbeitet wird

34

RECHTER FUSS, RECHTE HAND – LINKER FUSS, LINKE HAND

Im rechten Fuß offenbaren sich die Muster, mit denen wir jetzt zu tun haben; sie zeigen, was wir aus unserem Leben machen. Aus diesem Grund beginnen wir gewöhnlich mit der Sitzung am rechten Fuß und wechseln dann zum linken über. Im linken Fuß sind die Muster zu finden, mit denen wir ins Leben getreten sind, die sich jedoch noch nicht ausgedrückt haben. Das Gleiche bezieht sich auf die Arbeit an den Händen.

NEUORIENTIERUNG

Es kann geschehen, daß Klienten am Tag nach der Sitzung nicht ganz auf der Höhe sind, eine Art Verwirrung erleben. Das liegt daran, daß der Verstand Zeit braucht, um sich an die tiefgreifenden Veränderungen anzupassen, die durch die Sitzung an den Füßen ausgelöst wurden. Die Klienten müssen sich in dieser Wandlungs-Bewegung neu orientieren. Das ist eine normale Erscheinung, und aus diesem Grund müssen die Menschen aufmerksam dafür sein, was sich für sie richtig anfühlt. Es besteht Einigkeit darüber, nicht mehr als eine Stunde der Arbeit pro Woche an den Füßen zu bekommen; jedoch können, wie schon erwähnt, Hände und Kopf häufigere oder längere Sitzung erhalten. In den Ferien kannst du so lange und so oft Sitzungen bekommen, wie du möchtest, denn du hast genügend Zeit, mit der Verwirrung klar zu kommen, die auftreten kann.

Kinder können die Sitzung an den Füßen mehr als einmal pro Woche erhalten, und das gleiche gilt für geistig Behinderte und für Menschen, die sich in einer Krise befinden oder die im Alltag nicht funktionieren müssen, wie z. B. Menschen im Krankenhaus. Bei Kindern kann die einstündige Sitzung auch über die Woche verteilt werden, bis zu etwa 10 Minuten täglich.

REGRESSION

Gelegentlich kann jemand »zurückgehen«, d.h. zu zurückliegenden Leiden oder Krankheiten regredieren, die dann für kurze Zeit wiedererlebt werden. Die Lebenskraft bringt diese alten »Miasmen« an die Oberfläche, so daß sie entlassen werden können. Sei aufmerksam gegenüber allem, was geschehen kann, beruhige den Klienten und belasse es.

Wir haben bemerkt, daß die Klienten diese Bewegungen – in welchem Zustand sie sich auch immer befinden, sei es eine Regression oder eine tiefgreifende Wandlungsbewegung – immer im Zustand der Ausgeglichenheit erleben. Das läßt vermuten, daß sie immer genügend Energie zur Verfügung haben, um damit fertig zu werden.

PRAXIS UND ANTEILNAHME IN DER FAMILIE

Es wird oft gefragt, warum Eltern für ein Kind die besten Metamorphiker sind, und umgekehrt ein Kind für seine Eltern. Betrachten wir zunächst unsere genetische Struktur. Von unseren Eltern kommen zwei Zellen zusammen, die in sich unvollständig sind, und vereinigen sich zu einer einzigen Zelle; dies geht von der ursprünglichsten Struktur der Eltern aus, den Genen. Diese neue Zelle beginnt sich zu teilen und teilt sich auf höchstentwickelte Weise weiter, bis nach neun Monaten ein Kind gereift ist, um auf die Welt zu kommen.

Ein Kind ist also auf der grundlegendsten Stufe tatsächlich die Substanz seiner Eltern. Einige Gene sind regressiv, andere aktiv, und zusammen bilden sie ein neues, einzigartiges Lebewesen. Man ist wahrlich das Kind seiner Eltern.

Wenn Eltern in dieser Arbeit die Füße ihrer Kinder berühren, stellen sie buchstäblich einen Kontakt zu ihren eigenen »Bausteinen« her. Ihre Finger werden von dem Urwissen geleitet, das in ihren eigenen Zellen, oder in den Zellen des Kinderfußes, den sie berühren, gespeichert ist. Die Finger werden mit dem sicheren Wissen, wohin sie gehen sollen, an der Knochenkante des Fußes entlang geleitet. Im vorgeburtlichen Muster des Kindes bewegen sie sich zu jenen Augenblicken in der Zeit hin, in denen die Strukturen angelegt wurden, und jenseits davon hin zum »reinen Fluß des Lebens«. (Denke daran, daß wir als Katalysatoren arbeiten, um die Struktur der Zeit aufzulösen.) Dies bezieht sich auch auf Kinder, die an den Füßen ihrer Eltern arbeiten. Das Wissen kommt nicht vom Intellekt, es stammt von jenseits der Grenzen des Verstandes.

Metamorphiker decken das gesamte vorgeburtliche Muster ab, aber dennoch arbeiten sie nicht aus dem angeborenen Wissen

38

heraus, das Eltern und ihre Kinder besitzen. Eltern brauchen nicht zu zögern oder einen Mangel an Vertrauen zu haben; sie werden nach dem ersten Probieren feststellen, daß ihre Finger dorthin gelenkt werden, wohin sie sollen. Sie sind tatsächlich die besten Metamorphiker für ihre Kinder.

Betrachten wir die Situation von adoptierten Kindern und der erweiterten Familie. In der Familieneinheit bildet die genetische Verbindung die Brücke zwischen den Mitgliedern. Man kann annehmen, daß die Veränderungen auf dieser Ebene stattfinden, oder daß die genetische Verbindung die Brücke darstellt, auf der Energie übertragen wird. Dieselbe Art von Reaktion stellt sich jedoch auch bei adoptierten Kindern ein. Ein anderes inneres Bindeglied als das genetische scheint hier am Werk zu sein, das genau dieses Paar und das adoptierte Kind zusammengebracht haben mag.

Dieses Bindeglied wirkt sogar im Falle enger Beziehungen; man hat beobachtet, daß ein Partner, der am Fuß des anderen arbeitet, selbst stark betroffen sein kann. Mag es sich um innere oder genetische Verbindungen handeln, das macht wenig aus; eine Wandlungs-Bewegung findet statt, da die Lebenskraft, die von der angeborenen Intelligenz des Menschen geführt wird, das den Blockaden innewohnende Potential freisetzt.

Das werdende Leben hat vor seiner Inkarnation »zugestimmt«, während seiner Erdenzeit mit bestimmten Einflüssen zu arbeiten. Es hat sich außerdem »dazu bereit erklärt«, genau durch diese beiden Bauherren – die Eltern – auf die Welt zu kommen, da diese es mit der besten Garnitur von Materialien (den Genen) versorgen, um sich selbst zu erschaffen und seinen Zweck, zu dem es auf die Erde gekommen ist, auf einzigartige Weise zu erfüllen. In einigen Fällen mag dieses Material geistige Behinderung beinhalten, doch das ist genau das, womit das werdende Leben zu arbeiten »zugestimmt« hat, was für die Lektionen notwendig ist, die zu lernen es in diese Lebenszeit gekommen ist. Die Eltern sind an den Lektionen, die das Kind zu lernen hat, ebenfalls beteiligt, damit sie ihr eigenes Potential an Kreativität freisetzen können.

Jeder von uns muß dafür verantwortlich sein, wer er ist, und diese Verantwortung beginnt seltsamerweise mit der Empfängnis. Wäre es nicht so, wären wir nicht in der Lage, voll verwirklicht zu sein. Aus diesem Grund sollen Eltern sich niemals für die Behinderungen ihrer Kinder schuldig fühlen oder andererseits das Gefühl haben, die Behinderung sei »von Gott gesandt« und sie hätten kein Recht, zu versuchen, diesen Zustand zu ändern. Die Sitzung soll in vollem Vertrauen darauf gegeben werden, daß die Lebenskraft des Kindes sie, die Eltern, ruft und führt.

Eltern fragen oft, wie ihre Haltung die des Belassens sein kann, wenn ihr einziger Wunsch ist, ihrem Kind zu helfen. Dieses wichtige Thema wird in dem Kapitel über Motivation ausführlich behandelt. Die Frage wird häufig von Eltern gestellt, bevor sie die Arbeit mit dem Kind beginnen. Sobald sie einige Sitzungen gegeben haben, stellen sie fest, daß sich diese Frage von selbst erledigt hat.

In unserer Praxis ermutigen wir die Eltern, daß sie selbst die Sitzungen geben. Aber wenn ein Kind mit seiner Mutter zu einem Metamorphiker kommt, kann es etwas gegen ihre Anwesenheit im Sprechzimmer haben und ist dann während der Sitzung angespannt und ruhelos. Die Mutter hat natürlich Fragen, die sie stellen möchte, aber sie sollte sie zurückstellen, bis die Sitzung beendet ist. Kinder möchten die ungeteilte Aufmerksamkeit eines Erwachsenen haben, und die sollten sie fairerweise auch bekommen.

Dem Metamorphiker muß klar sein, daß die ganze Familie an dem Prozeß der Wandlung beteiligt ist, und er sollte sich darauf einstellen, mit den Eltern darüber zu sprechen.

Sobald man anfängt, mit einem Kind zu arbeiten, wird dies durch das Wirken seiner Lebenskraft grundlegende Veränderungen nach sich ziehen. Unserer Erfahrung nach machen auch die Eltern gleichzeitig Veränderungen durch. Wenn sie selbst keine Sitzungen bekommen, sind diese Bewegungen langsam, sozusagen »aus zweiter Hand«, doch wenn sie sie bekommen, stellen sie fest, daß die Wandlung sowohl bei ihnen selbst als auch beim Kind beschleunigt wird.

In der Familieneinheit kann im Lauf einer Serie von Sitzungen die Last der Probleme oder Einflüsse, die sich innerhalb des familiären Umfeldes auswirken, von einem Mitglied auf ein anderes übergehen. Während z. B. ein geistig behindertes Kind stärker wird, mögen die Eltern durch einige innere und sogar äußere Schwierigkeiten gehen.

Familienmitglieder scheinen sich darin abzuwechseln, die Last von Krankheiten oder Schwierigkeiten auf verschiedenen Ebenen zu tragen, da es die Einheit als Ganzes ist, die bis zu einem gewissen Grade betroffen ist. Folglich übernimmt ein Mitglied die Last in einer anderen Verkleidung auf sich und anschließend wird sie einem anderen übertragen, bis die ganze Einheit stark geworden ist. Die Kinder werden in sich stärker und freier, und schließlich sind alle Einflüsse aufgelöst.

Wenn die Mitglieder einer Familie oder einer Gruppe gegenseitig an den Füßen arbeiten, kann ein geschlossener Kreislauf entstehen, und die blockierten Energien, die durch die Sitzung freigesetzt wurden, verbleiben vielleicht eine Zeitlang innerhalb dieser Einheit. Es ist daher gut, wenn sich von Zeit zu Zeit ein Mitglied der Einheit, sei es eine Familie oder eine Gruppe, von jemandem die Füße behandeln läßt, der außerhalb dieser Einheit steht.

Manchmal, wenn in einem Kind eine Wandlung stattfindet, wird ihm klar, daß seine Umgebung nicht mehr widerspiegelt, wer es ist, was es geworden ist; es ist über das hinausgewachsen, woran es gewöhnt war, und erlebt jetzt Verwirrung und Konflikte. Wir erinnern uns daran, daß die Familie ihrem Wesen nach ein Ganzes ist, daß sie eine Einheit darstellt, die zu ihrem Vorteil beeinträchtigt wird, und wir machen uns klar, daß dieses eine Mitglied, besonders, wenn es geistig behindert ist, noch mit den Problemen der ganzen Einheit belastet sein kann.

Das Kind kann durchaus das Gefühl haben, daß die Situation jetzt über seine Kraft geht. Hier kommt seine Lebenskraft zu Hilfe und wirkt darauf hin, daß es einen zeitweiligen Wechsel seiner Umgebung, eine Unterbrechung seiner Familienzugehörigkeit, erfährt.

Solch ein Kind kann eine Krankheit auf sich ziehen, die die Ärzte nicht erklären können, vielleicht ein unerkläliches hohes Fieber, das einen wochenlangen Krankenhausaufenthalt notwendig macht. Während dieser Zeit kann das Kind seine Wandlungsbewegung unbehelligt fortsetzen. Wenn es stark genug ist, hört das Fieber auf; es kann nun zu seiner Familie zurückkehren, nachdem es augenscheinlich eine wundersame Genesung erlebt hat. Jetzt ist es fähig, innerhalb des Familiengeschehens auf eigenen Füßen zu stehen.

Die Eltern wiederum brauchten, als sie ihrerseits anfingen, sich zu wandeln, Raum, um mit sich selbst ins Reine zu kommen und um einen Zustand der Harmonie zu erlangen. Sobald das Kind nach Hause zurückkehrt, ist ihnen ihre neuerworbene Harmonie ganz klar, und sie sind begierig, darüber zu sprechen.

Schauen wir uns den Fall eines Vaters an, der ein geistig behindertes Kind hat: Wenn er, der Vater, als erster damit beginnt, sich Sitzungen geben zu lassen, macht die Entwicklung des Kindes gewöhnlich einen gewaltigen Sprung nach vorn. Es gibt eine weitere Verbesserung, wenn er den Punkt erreicht, wo er selbst an den Füßen des Kindes arbeitet. Die Gründe hierfür sind nicht ganz klar, aber man kann zwei Hypothesen aufstellen: 1. Indem der Vater sowohl durch seine Füße als auch die seines Kindes an der Arbeit beteiligt ist, wird er auch mit der Familie enger verbunden, und so beginnt eine neue Energie zu fließen; 2. In unserer Arbeit befindet sich das Vaterprinzip im ersten Gelenk des großen Zehs auf der Höhe des Empfängnispunktes. Es kann sein, daß der Vater zur Zeit der Empfängnis – auf einer anderen als der Bewußtseinsebene – ein inneres Gefühl in Bezug auf das werdende Leben hatte; jetzt, da er die Füße seines Kindes berührt, mag dieses Gefühl an die Oberfläche kommen, und das Muster kann freigesetzt werden.

Wenn Eltern mit dieser Arbeit in der Familiensituation bekannt gemacht werden, sind sie meistens begeistert und begrüßen die Gelegenheit, sie anzuwenden. Dann schwindet, obwohl das Kind Verbesserungen zeigt, nach einiger Zeit das Interesse, und schließlich hören sie ganz mit den Sitzungen auf, sei es mit dem Kind oder untereinander. Sie bringen eine Menge Entschuldigungen vor, und auf den ersten Blick ist der Grund nicht offenkundig: »Ich weiß nicht, wie man das macht. Vielleicht sollte ich einen Auffrischungskurs machen, und dann fange ich wieder an.« Da sie in Wirklichkeit ihrer eigenen Situation näher gekommen sind, haben sie, meist unbewußt, erkannt, daß sie in sich selbst in Bewegung kommen müssen, und dieser Herausforderung fühlen sie sich nicht gewachsen. Der Status quo gibt ihnen eine scheinbare Sicherheit, und die Vorstellung von Wandlung, von dem Unbekanntem anstelle des Vertrauten, ist äußerst bedrohlich.

Du mußt diesen Eltern deutlich machen, daß es für sie viel besser ist, die Sitzung zu geben, als es nicht zu tun, auch wenn sie sich nicht ganz und gar kompetent fühlen. Wenn nötig, nimm die Sache selbst in die Hand und gib eine Zeitlang selbst die Sitzungen.

Tatsächlich kann man bei dieser Arbeit wirklich nur zwei Dinge falsch machen: Das eine ist, Sitzungen zu bekommen, ohne darauf zu achten, was sich richtig anfühlt. Es kann Verwirrung auftreten, wenn man zu viele Sitzungen in zu kurzen Zeitabständen erhält. Anders ist es bei Kindern, sie können so oft und so lange Sitzungen bekommen, wie sie wollen. Der Grund dafür liegt darin, daß ihre innere Bewegung sich viel schneller vollzieht, da ihre Lebensenergie unmittelbar in Aktion tritt, denn ihre Muster hatten noch nicht so viel Zeit, sich festzusetzen.

Der andere Fehler, den wir machen können, besteht darin, auf Ergebnisse hinzuarbeiten. Es ist einzig und allein erforderlich, daß die Eltern sich nicht in den Weg stellen und sich einfach hinsetzen und die Sitzung geben. Wenn sie das nicht können, wenn sie nicht die Haltung des Belassens einnehmen können, sollte der Metamorphiker dies an ihrer Stelle tun, bis – und das wird nicht allzu lange dauern – sie ihre Schwierigkeiten überwunden haben und feststellen, daß sie ihre Rolle im Familien-Stück spielen können. Die Haltung des Belassens, die hier angesagt ist, kann mit der verglichen werden, die von den Eltern einer sehr kinderreichen Familie praktiziert wird. Wenn diese ihre Kinder nicht »be«- lassen, ertappen sie sich bald dabei, daß sie die Wände hochgehen.

Ein sehr wichtiger Gesichtspunkt bei dieser Arbeit ist die vorgeburtliche Vorsorge, Sitzungen während der Schwangerschaft. Sie sollte sehr sanft, mit besonderer Empfindsamkeit, gegeben werden und man kann sie oft und regelmäßig geben. Die Sitzung bekommt der werdenden Mutter sehr gut, da Blockierungen gelöst werden, die sie vielleicht hat. Die Sitzung löst auch im kindlichen Energiefluß im Enstehen begriffene Blockierungen auf, bevor sie Form annehmen, und gibt dem Kind so Zuversicht, hinaus in die Welt zu kommen. Sie baut eine Vertrauensbeziehung zwischen Mutter und Kind auf und bereitet damit den Weg für eine schnelle und leichte Geburt. Wenn der Vater gelernt hat, Sitzungen zu geben und bei der Geburt zugegen sein darf, wird ein wunderbares Band zwischen den Dreien geknüpft, indem er zwischen den Wehen leicht die Füße, die Hände und den Kopf der Mutter berührt.

In der Metamorphischen Methode arbeiten wir mit den Prinzipien des Lebens selbst. Wir lassen uns auf ein höchst aufregendes und lohnendes Abenteuer ein. Die potentielle Hilfe, die Menschen durch ihre eigene Lebenskraft bekommen können – wobei wir als Katalysatoren dienen – ist, wie das Lebensprinzip, mit dem wir arbeiten, grenzenlos.

MEIN WENDEPUNKT

Im Dezember 1979 lebte ich in England mit einer Gruppe auf dem Land. Wir bewohnten ein Haus, das an den Wochenenden vierzig Personen beherbergen konnte. Zusammen mit vier Freunden hatte ich eine Lebensgemeinschaft gegründet, deren Ziel es war, neue Wege des Seins in unserem Inneren zu erkunden und zu erleben. Wir hatten schon seit Anfang 1978 zusammengearbeitet, bevor wir die Lebensgemeinschaft ins Leben riefen. Im April 1978 hatten wir dieses große Haus gekauft und gaben Workshops und bewirteten Gäste oder Gruppen, die an den Wochenenden kamen, um von unseren Einrichtungen Gebrauch zu machen.

Wir hatten unser gesamtes Geld zusammengelegt, um das Haus zu kaufen, und jegliche Einkünfte wurden unmittelbar wieder hineingesteckt. Jeder von uns hatte einen Tag in der Woche frei, vorzugsweise nicht am Wochenende. An meinem freien Tag pflegte ich nach London zu fahren, um einigen meiner früheren Klienten Sitzungen und am Abend einen Kurs in der Metamorphischen Methode zu geben und erst sehr spät in der Nacht nach Sussex zurückzukehren. Im Dezember erkannte ich, daß ich am Ende meiner Kräfte war; ich arbeitete sieben Tage in der Woche.

Im vergangenen März hatte Vicky McKenzie in der Sonntags-Zeitung *Der Observer* einen Artikel über die Metamorphische Methode veröffentlicht, der ein großes Interesse hervorgerufen hatte. Um die daraus hervorgegangene Nachfrage zu befriedigen, hatte ich angefangen, in unserem Haus Kurse zu geben und beantwortete zudem bis spät in die Nacht Briefe und Anfragen. Ich wurde ungeheuer müde und sah, daß ich mich in einem großen Konflikt befand. Ich erkannte, daß etwas aufhören mußte: Entweder mußte ich es aufgeben, ein Mitglied der Gemeinschaft zu sein oder ich mußte aufhören, einen Teil meines Lebens der Ausübung und Verbreitung der Metamorphischen Methode zu widmen.

Eines Nachts erreichte die Krise ihren Höhepunkt und ich beschloß, alles zu beenden: die Lebensgemeinschaft zu verlassen und die Metamorphische Methode hinter mir zu lassen. Da geschah es, daß ich plötzlich sehen konnte, wie sich genau zu diesem Zeitpunkt die Muster meines Lebens wiederholten, die mich seit meiner Kindheit geprägt hatten.

Als Kind hatte ich schon sehr früh angefangen, Klavier zu spielen und war darin sehr gut geworden; die lyrischen Momente der Klavierstücke konnte ich mit großer Gefühlstiefe ausdrücken. Als eines von acht Kindern wurde ich von meinem neunten Lebensjahr an zusammen mit meinen Brüdern während der Sommerferien in ein Sägewerk geschickt, wo wir sechs Tage in der Woche zehn Stunden lang arbeiten mußten. Oft trieb uns die schiere Erschöpfung die Tränen in die Augen, wenn wir am Abend nach Hause liefen. Nach ein paar Wochen Arbeit mit dem rauhen Holz wurden meine Hände und Finger ganz schwielig. Das hieß, daß ich nicht mehr mit der gleichen Empfindsamkeit Klavier spielen konnte wie ich es gewöhnt war. Und sobald der September gekommen war, mußte ich in der Klavierschule besonders hart arbeiten, um die anderen Klavierschüler einzuholen, damit ich bei den Vorführungen mitspielen konnte, die von Zeit zu Zeit veranstaltet wurden.

Das Ende des Konflikts zwischen dem Bestreben eines Einzelnen und dem gesellschaftlichen Anspruch – Klavierspielen gegen das Arbeiten in der Sägemühle – ereignete sich, als ich im Alter von dreizehn Jahren im Sägewerk eine falsche Bewegung machte und meine linke Hand in die Säge geriet, die mir einige Finger abschnitt. Ich erkannte sofort, daß mein Klavierspiel damit beendet war. Im nächsten Sommer wurde ich wieder in das Sägewerk geschickt, und das trieb mich dazu, kurz danach von Zuhause fortzugehen.

Sobald ich volljährig war, verließ ich Kanada und emigrierte nach England. Bald fand ich eine Stelle als Sekretär für die Hauptinhaber einer Börsenmakler-Firma, die ich auf ihren weltweiten

Reisen begleitete. Zu dieser Zeit fing ich auch an, mich aufgrund eines innerlichen Gefühls von Taubheit im Geistigen und Emotionalen mit Meditation zu beschäftigen. Ich heiratete und blieb weiterhin in derselben Firma, jetzt allerdings im Büro, weil ich nicht die meiste Zeit des Jahres auf langen Reisen verbringen wollte.

Meine Tage begannen um sechs Uhr morgens. Ich pflegte ein paar Stunden zu schreiben und dann ins Büro zu gehen. Um halb neun Uhr abends hatte ich das Gefühl, daß der Tag zu Ende sei, und der Rest der Zeit war reine Plackerei. Ich schrieb einige Bücher, zuerst in Französisch und später in Englisch, doch sie wurden nie veröffentlicht; das half mir, ziemlich viele Ereignisse in meiner Kindheit, ziemlich viele Prozesse in meinem Leben zu verstehen und zu verarbeiten. Schließlich beschäftigte ich mich mehr und mehr mit der Metamorphischen Methode und fand den Mut, meine Stelle zu kündigen und mit der Arbeit zu beginnen, die ich wirklich tun wollte: ein Lehrer für die Kleinsten zu werden. [*In England gehen die Kinder wie auch in anderen europäischen Ländern schon mit vier Jahren zur Schule. (Anm. d. Übersetzers)*] Da ich beobachtete, wie die Montessori-Methode meine Tochter förderte, ließ ich mich darin ausbilden und arbeitete ein Jahr lang damit, wonach ich aufs Land zog. Inzwischen war die Metamorphische Methode für mich immer wichtiger geworden und schließlich überwog sie die Montessori-Arbeit gänzlich.

Als ich an jenem Dezemberabend auf mein Leben zurückblickte, erkannte ich ein Muster, das sich durch alle Ereignisse zog: ein zugrundeliegender Konflikt zwischen der Verfolgung persönlicher Ziele im Gegensatz zu gesellschaftlichen Zielen. Zuerst gab es das Klavierspiel, das anderen Freude bereitete, aber vor allem ein persönliches Streben im Gegensatz zu der Arbeit im Sägewerk darstellte. Zum Zweiten gab es die Hinwendung zur Meditation; sie stand im Widerspruch zu den sozialen Aktivitäten, die mit dem Um-die-Welt-Reisen in meiner Eigenschaft als Privat-Sekretär einhergingen. Zum Dritten war da das Schreiben, das wiederum den gesellschaftlichen Anforderungen wie der Arbeit für eine Börsen-makler-Firma entgegenstand. Und als Letztes gab es die individu-elle Arbeit mit der Metamorphischen Methode, die Arbeit an den Füßen, die im Gegensatz dazu stand, ein Mitglied der Lebens-Ge-meinschaft zu sein und zu helfen, sie am Leben zu erhalten.

Mir wurde nun klar, daß die beiden Arten des Funktionierens nicht länger zu vereinbaren waren. Ich berief eine Zusammenkunft der Gemeinschaft ein und schilderte meine mißliche Lage. In mei-nem Hinterkopf tauchte der Gedanke auf, daß wenn ich im Alter von dreizehn den Mut gehabt hätte, zu meinem Vater zu gehen und ihm zu sagen, daß ich in den Sommerferien nicht mehr ins Sägewerk gehen würde, weil meine Liebe zum Klavier stärker war und ich ihm den Vorrang geben müßte, hätte ich mir nicht die Finger abschneiden müssen, d. h. ich hätte mich nicht − wenn auch unbewußt − verstümmeln müssen, um den Konflikt zu be-enden. Nun befand ich mich wieder in der gleichen Lage.

Die Mitglieder der Gemeinschaft waren sehr überrascht und begannen, mögliche Lösungen für das Dilemma zu diskutieren. Nach einer Stunde der Erwägung der Für und Wider wurde be-schlossen, daß ich ein Jahr Ferien von der Gemeinschaft machen und eine geringe Miete für mein Zimmer zahlen sollte. Dieser Plan ließ sich sehr zufriedenstellend umsetzen. Ein paar Wochen später wurde ich eingeladen, einen Kurs in Holland zu geben. Seit da-mals habe ich ausgedehnte Reisen in der ganzen Welt unternom-men, um die Metamorphische Methode zu lehren und anzuwen-den. Das bedeutete, daß die Verfolgung persönlicher und sozialer Ziele nicht mehr im Konflikt sind; beide Aktivitäten dienen dem-selben Zweck und machen mein Leben zu einem fortwährend sich bereichernden und kreativen Ereignis. Dieser Abend im Dezember 1979 stellte einen Wendepunkt in meinem Leben dar und ver-kündete bereits die Integration, die sich bald darauf einstellte.

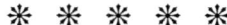

Zusatz für Schüler der Metamorphischen Methode: Es tauchen einige Muster auf, die ich gern klären möchte. Das erste hat mit dem Konflikt zwischen der Verfolgung persönlicher Ziele im Gegensatz zu gesellschaftlichen Zielen zu tun, deren Wurzeln in den Nachempfängnis- bzw. Vorgeburtsphasen liegen. Die Aussöhnung dieser beiden Bestrebungen ergibt sich aus einem größeren Gleichgewicht und größerer Integration zur Zeit der ersten Kindsbewegungen und auf der körperlichen Ebene durch einen Ausgleich der Energien im Sonnengeflecht (Solar Plexus). Dann ist da die Zweigeteiltheit zwischen den Aktivitäten des Handlungs- und des Bewegungszentrums; sie wurde aufgehoben, als ich begann, zu reisen, um die Prinzipien der Metamorphischen Methode zu lehren, wobei ich andere wie auch mich selbst in die Sitzungen einschloß. Das Schreiben und Praktizieren mit den individuellen Mustern, wie ich es jetzt ausübe, bringt ein Gewahrsein der Muster mit sich, die am Werk sind; gleichzeitig wird dadurch, daß ich Menschen unterweise, auf sie und die Metamorphiker eingehe und reagiere, eine sehr schöpferische Aktivität gefördert. Gewahrsein und Reaktion darauf liegen sich nicht mehr in den Haaren.

Während die Diskussion an jenem Nachmittag ihren Fortgang nahm, schloß ich die anderen vier Mitglieder der Gemeinschaft, mich selbst und das Thema unserer Diskussion in das Empfängnis-Muster ein, (siehe Abb. 7), und ich bin mir sicher, daß dies allen Beteiligten Klarheit und Verständnis gab und dazu verhalf, daß eine sehr befriedigende Lösung gefunden wurde.

EIN BEWUSSTES STERBEN

Es gibt – oder gab zumindest – im französischen Teil Kanadas einen Brauch: Der Familienvater erteilte am ersten Tag des Jahres allen Kindern und der Mutter seinen Segen. Der Vater erbat Gottes Segen für die Familie und jeden einzelnen und dann umarmten sich alle und wünschten sich ein gutes Neues Jahr. Kurz nach meinem einundzwanzigsten Geburtstag emigrierte ich von Kanada nach England. Ich rannte vor einer Familiensituation davon, die mir mit ihrem zweierlei Maß, ihrem irrsinnigen Ehrgeiz, ihrem Bestreben, um jeden Preis den Schein zu wahren und ihrem puren Mangel an Liebe so viel Leid bereitet hatte. Bei acht Kindern, die versorgt und ausgebildet werden wollten und dem Aufbau eines blühenden Unternehmens hatte mal dies, mal jenes Vorrang. Wie dem auch sei, jedes Neujahr pflegte ich mit meinem Vater zu telefonieren und bat um seinen Segen, den er mir dann erteilte. 1986 besuchte ich meine Familie in Kanada und wir nahmen zusammen mit meiner Tochter an dem Ritual teil. Im nächsten Jahr wurde es wiederholt, als meine Tochter und ich meinen Vater in Florida besuchten, wo er sich von einem Herzinfarkt erholte. Da er auch noch unter Lungenkrebs litt, hatte ich ihn überzeugt, den Winter in der Sonne zu verbringen.

Einen Monat später fuhr ich wieder nach Florida, nachdem mir von einem meiner Brüder, der einige Wochen mit Vater verbracht hatte, gesagt worden war, daß es weiser sei, meine jährliche Ferienwoche dort zu verbringen.

Ich kam an einem Montag abend in den USA zur gleichen Zeit an wie einer meiner Brüder, der Arzt ist und aus Kanada anreiste. Unser Vater lag im Krankenhaus am Tropf, damit ein Blutgerinnsel aufgelöst werden sollte, das bei einer kurz zuvor aufgetretenen

Embolie entstanden war. Er hatte Schwierigkeiten, durch die Sauerstoffmaske zu sprechen. Da er kein Englisch sprach, war es die Pflicht meines ältesten Bruders und meiner Stiefmutter gewesen, für ihn zu übersetzen, und nun verbrachten mein Arzt-Bruder und ich die nächsten Tage und Nächte an der Seite von Vater und übersetzten die zahlreichen Aufforderungen des Krankenhauspersonals, so daß die Panik meines Vaters nachließ.

Ein paar Stunden nach meiner Ankuft an jenem Montag Abend gab ich meinem Vater eine Sitzung der Metamorphischen Methode an den Füßen, und er schlief ein. Er erwachte wieder und sagte mit schwacher Stimme: »Ich habe Hoffnung, ich habe Hoffung...« Ich antwortete spontan: »Vater, Hoffnung?« mit einer Stimme, die zeigte, daß ich seine Hoffnung nicht teilen konnte. Das erschreckte ihn, löste etwas in ihm aus, und in seine Augen traten Tränen, bevor er wieder einschlief. Zwanzig Minuten später wachte er wieder auf, und aus seinen Augen strömte Licht. Es sah so aus, daß er seine Hoffnungsprojektion aufgegeben hatte und sich nun der Tatsache zuwandte, daß er wirklich starb. Das gab ihm so viel Energie, daß er davon neu belebt wurde.

Am Dienstag morgen besuchte ich ihn wieder und während ich ihm half, im Bett aufrecht zu sitzen, bemerkte ich, daß er seine Hand ausstreckte und ich konnte in seinen Augen lesen, daß er wollte, daß ich daran arbeite. Im Weiteren wurde offensichtlich, daß er keine Sitzung an den Füßen mehr wünschte, sondern ausschießlich an den Händen, was ich insgesamt einige Stunden lang tat. Am Mittwoch spürten meine Brüder und ich, daß Vater einen Höhepunkt des Wohlseins in seinem Sterbeprozeß erreichte. Es stellte sich heraus, daß seine Hoffnung darin bestand, in seinem eigenen Land im Kreis seiner Kinder zu sterben. Als wir mit seinem Arzt sprachen, fanden wir heraus, daß es möglich war, ihn per Flugzeug nach Kanada zu überführen. Vater flog am nächsten Tag mit meinem Arzt-Bruder und dem Personal des Kranken-Flugzeugs nach Quebec, wo er am Nachmittag sicher ankam.

Obwohl ich während meines eigenen Flugs von England nach Amerika viel daran gedacht hatte, ob Vater wohl sterben würde, gab es keinen Zweifel mehr, als ich ihn im Krankenhaus sah. »Er stirbt, das ist eine Tatsache«, sagte ich mir immer wieder in meinem Inneren, und sogleich wurde eine andere Tatsache offensichtlich: daß in mir ein Schmerz war über die drohende Trennung und darüber, sein erschwertes Atmen und übermäßiges Schwitzen zu erleben. Es entstand Klarheit; die Tatsachen, die mit ihm zu tun hatten, waren: Schwitzen, schweres Atmen, Unbequemlichkeit und Unsicherheit durch Nichtverstehen der englischen Anweisungen seitens der Krankenschwestern. Meine Tatsachen waren: Müdigkeit durch die Zeitverschiebung beim Flug, Schmerz, die Notwendigkeit, auf einige seiner Bedürfnisse einzugehen, und vor allem, die Metamorphische Methode mit der Haltung des Belassens *(detachment)* anzuwenden, d. h. mit Wachsamkeit gegenüber den verschiedenen Tatsachen und der Bereitschaft, sie zu belassen, ohne sich mit ihnen zu identifizieren. Ich hatte festgestellt, daß es weise ist, es den älteren Menschen und Sterbenden selbst zu überlassen, Zeichen zu geben, an welchem Teil des Körper gearbeitet werden soll, und ich war sofort bereit, von den Füßen zu den Händen überzugehen, wenn entsprechende Hinweise kamen. Ich bemerkte, wie ein sehr starker Energiefluß freigesetzt wurde, der jeden wach hielt, selbst durch die Nachtstunden hindurch, die an seinem Bett verbracht wurden. Diese Energie sollte bald auf ganz andere Weise in Anspruch genommen werden.

Sobald Vater Florida verließ, erlebten meine Stiefmutter, mein anderer Bruder, dessen Frau und ich eine Reihe von Mißgeschikken und Zwischenfällen, die sich anscheinend ereigneten, um uns daran zu hindern, tatsächlich in Kanada anzukommen. Unter anderem waren die Flugtickets misteriöserweise auf einen anderen Tag gebucht worden, die elf Gepäckstücke wurden fehlgeleitet, die geliehenen Autos konnten auf Grund von Computer-Problemen nicht zurückgegeben werden... doch immer im allerletzten Augenblick geschah etwas, was für uns absolut notwendig war, damit wir nach Kanada zurückkehren konnten. Wir erreichten alle mit verschiedenen Flugzeugen am späten Donnerstag abend Quebec. Als Vater am Freitag morgen aufwachte und uns alle vor sich sah, war er überglücklich; es war jedoch offensichtlich, daß er nur noch einige Stunden zu leben hatte. Er glitt hin und wieder in den Schlaf und wachte wieder auf mit Augen, in denen ein außerordentliches Licht leuchtete, und er erzählte uns lustige Geschichten aus seiner Kindheit; die gesamte Atmosphäre im Raum wurde leichter und lichter. Ich gab ihm eine Sitzung an den Händen, und als ich einmal die Reflexzone auf der Oberseite des Handgelenks berührte, die mit dem Bewegungszentrum zu tun hat, nahm er seine Hand weg, womit er zu verstehen gab, daß er keine weitere Arbeit an den Händen wünschte. Später am Bett, als ich ihn am Kopf berührte, sah er mich an und seine Augen wurden zu sehr tiefen, dunklen Teichen, wie Spiegel, in denen ich mich selbst sah. Ich arbeitete weiter an seinem Kopf und er schien in eine andere Dimension hinüberzugleiten und nach ein paar Minuten mit noch mehr Licht in seinen Augen wiederzukehren. Am Ende berührte ich seinen Kopf nicht mehr unmittelbar, sondern arbeitete ein paar Zentimeter davon entfernt. Am Nachmittag starb er.

Ich hatte das Krankenhaus verlassen, um meine Kleidung zu wechseln, nachdem die Koffer sich wieder eingefunden hatten, und um ein Weilchen auszuruhen. Als meine Schwester an die Schlafzimmertür klopfte, hatte ich gerade den folgenden Traum:

Vater saß aufrecht im Bett und zeigte sich bekümmert über den Lärm im Flur. Ich fragte ihn, ob er die Tür geschlossen haben wollte und er antwortete »ja«. Ich rief jemanden, um die Tür zu schließen und im Zimmer wurde alles ganz still.

Als mir gesagt wurde, daß wir zum Krankenhaus gehen sollten, verstand ich die Botschaft des Traums: daß er in seinem Zimmer Ruhe wünschte. Als wir dort ankamen, standen die anderen Brüder und Schwestern mit ihren Ehepartnern diskutierend um sein Bett. Ein heftiges Gefühl der Wut auf Vater überwältigte mich, als ob eine Welle mich verschlänge. Ich bemerkte diese Tatsache einfach, erkannte sie an und beließ sie. Innerhalb weniger Minuten waren alle draußen, um Vorkehrungen für das Begräbnis zu teffen. Ich blieb allein zurück und stand da, kochend vor Wut. Ich saß in der Stille an Vaters Bett und wurde gewahr, daß in meinem Inneren eine Menge ablief. Auch die Atmosphäre des Raums war in heftiger Bewegung. In diesem Augenblick kam eine meiner Schwestern zurück, und wir blieben eine ganze Weile zusammen im Raum. Es war, als ob einige Energiefäden im Zimmer verblieben waren und zusammengetragen werden müßten. Es schien, als ob sich ein Staubsauger über Vaters Körper befände, der die ganze aufgewühlte Energie einsaugte, und dann wurde der Raum vollständig neutral. Meine Schwester blickte mich an und sagte einfach: »Es ist vorbei.« Und ich antwortete: »Ja, die Seele ist gegangen.«

Später ging ich hinaus auf den Flur, um eine Krankenschwester zu fragen, wer sich um Vaters Körper kümmern würde. Es war, als ob ich sie fragte: »Wer kümmert sich um dieses Handtuch oder diesen Anzug?« Die Loslösung seiner Seele war vollendet.

In einer späteren Einsicht verstand ich, was geschehen war. Es gab Wut. Ich beließ sie. Wenn ich sie unterdrückt hätte, dann aus Konditionierung heraus, die verlangt, daß man nicht auf den toten Körper eines Menschen einschlägt, vor allem nicht auf den des eigenen Vaters. Doch das ist nichts weiter als Konditionierung. Wenn ich die Wut ausgedrückt hätte, dann wegen Ereignissen aus der Vergangenheit, die mich dazu getrieben hatten, Kanada zu verlassen, sobald ich konnte. Dadurch, daß ich der Tatsache der Wut gegenüber aufmerksam war und sie beließ, befand sich die Energie der Wut zunächst in einem Schwebezustand, und dann begann genau diese Energie zu wirken: auf der stofflichen Ebene, indem sie den Raum von all den Menschen leerte, auf einer feinstofflicheren Ebene, indem sie meine Schwester veranlaßte zurück zu kommen und damit eine Polarisierung der Energie hervorrief, so daß sich die Erregung in der Atmosphäre auflösen konnte. Und schließlich war meine Wut völlg verschwunden.

Ich erkannte dann, daß ein Rest von Wut noch in mir zurück geblieben und nun freigesetzt worden war. Die Energie der Wut, die sich umwandelte, schien schmerzhafte Ereignisse aus meiner Kindheit und Jugend auszulöschen und setzte dabei noch mehr Energie frei, die anscheinend dazu benutzt wurde, Bewußtseins-»Fasern« und Energie-»Fäden«, die mit Vater verbunden waren, zu sammeln und aufzusaugen. Ich verstand plötzlich die Wichtigkeit des Gebots: »Lasset die Toten in Frieden ruhen.«

Am Samstag reiste die ganze Familie in die 300 Meilen von Quebec City entfernte kleine Stadt, in der Vater geboren war. Am Sonntag und Montag kamen erstaunlich viele ehemalige Beschäftigte zu dem Begräbnis, und einige Freunde aus der Kindheit äußerten ihre Überraschung, uns, seine Kinder, in solch einer leichtmütigen Stimmung vorzufinden. Am Dienstag, während des Empfangs nach dem Begräbnis erzählte ich meinem Bruder von dem Gefühl, das ich gehabt hatte, sobald Vater im Flugzeug saß: Das Gefühl, daß alles, was in Amerika stattgefunden hatte, richtig war, ein Gefühl von »Auftrag abgeschlossen«. Worauf mein Bruder entgegnete: »Während ich bei ihm war, konnte ich als Arzt, medizinisch gesehen, absolut nichts für ihn tun. Ich war nur da, um auf seine Bedürfnisse einzugehen, wenn er sie äußerte. Aber dann beobachtete ich dich, wie du deine Arbeit tatest und erkannte, daß du in der Lage warst, ganz bis zum Ende bei ihm zu sein. Wo die Medizin ihre Grenzen hatte, hast du angeknüpft und konntest ihn tatsächlich begleiten.« Bis zu diesem Zeitpunkt hatte mein Bruder über meine Aktivitäten nur die Stirn gerunzelt.

Ich kam am Mittwoch morgen in London an und flog am Donnerstag morgen weiter nach Italien, wie es ein Jahr zuvor geplant worden war. Wegen meiner Müdigkeit fragte ich mich, was ich auf der Pressekonferenz tun könnte, die anläßlich des Erscheinens des Buches *Die Metamorphische Methode* in italienischer Sprache stattfinden sollte; doch bei meiner Ankunft erfuhr ich, daß der Verleger den Herausgabetermin des Buches nicht einhalten konnte, und daß keine Pressekonferenz stattfand. Ich konnte also 22 Stunden in einem Stück durchschlafen.

$$* \quad * \quad * \quad * \quad *$$

Vom Standpunkt der Metamorphischen Methode und der Universellen Prinzipien aus ist es interessant, einige Dinge zu bemerken. Wir sprechen ständig über die Haltung des Belassens (*detachment*), doch wenn es darum geht, im alltäglichen Leben die Haltung des Belassens anzuwenden, was kann man dann tun? Die Antwort ist, nichts anderes als wahrzunehmen, was geschieht, anzuerkennen, daß es so ist und es dann zu belassen. Auf diese Weise benutzen wir den Verstand als ein Mittel, Ereignisse um uns herum wahrzunehmen. Diese Wahrnehmung ohne Identifikation ermöglicht die Erweckung tiefer liegender Ebenen des Bewußtseins, jenseits der Ebene, auf der das Ego und der Verstand funktionieren.

Zum Beispiel, als beim Anblick meines toten Vaters Wut aufstieg, erkannte ich, daß es eine Wut aus der Kindheit war; doch da es keine Identifikation des Ego mit dieser Wut gab, konnte die Energie dieser Emotion das Gefühl umwandeln und eine tiefer liegende Wahrnehmung hervorbringen, die mein Verhalten beeinflußte, das heißt die Notwendigkeit still zu sein und der Loslösung seiner Seele vom Körper beizuwohnen und daran teilzunehmen. Der tiefer liegende Verstand sah also in gewisser Weise, daß es sich lediglich um ein Gefühl handelte, ohne ihm größere Bedeutung beizumessen. Ich versuchte nicht, das Gefühl oder den Gedanken oder die Idee zu unterdrücken, noch sie auszuführen. Wenn ich meinem Impuls nachgegeben hätte, auf den Kopf des toten Mannes, meines Vaters, einzuschlagen, hätte ich die dahinterliegenden Annahmen akzeptiert: daß er mir in der Vergangenheit Unrecht angetan hatte, daß ich sein Opfer gewesen war. Wenn ich den Ärger unterdrückt hätte, weil unsere Konditionierung besagt, daß es falsch ist, auf einen Toten, besonders den eigenen Vater, wütend zu sein und Gewalt gegen ihn zu richten, wäre ich nicht in der Lage gewesen, irgendetwas zu erkennen. Aber in dem Zwischenstadium, in dem die Wut sich in einer Art Schwebezustand befand, und weil der Energie, die der Wut den Treibstoff lieferte, keine Richtung vorgegeben wurde, wandelte sich das Gefühl der Wut und offenbarte zusätzlich die Ereignisse, die es in der Vergangenheit hervorgerufen hatten.

Da ich bei der Tatsache, daß Vater im Sterben lag, geblieben war und später bei meinen zahlreichen Gefühlen, während ich diese Tatsachen beobachtete, begann ich Einblicke zu gewinnen in die Art und Weise, wie die Energie dieser Tatsachen wirken kann. Da ich nicht versucht hatte, diese Energien zu benutzen, wurden sie freigesetzt und ermöglichten, daß die richtigen Dinge getan wurden. Dies konnte man während der Ereignisse des Donnerstags, als wir alle von Florida nach Quebec City reisten, klar erkennen. Obwohl wir sehr müde waren, gab es immer noch genug Energie, um mit den Ereignissen jenes Tages fertigzuwerden.

Das Prinzip der Polarität besagt, daß die Stufe des Bewußtseins, auf der wir unser Leben leben, unsere Wirklichkeit erschafft. Wir hatten die Idee projiziert, daß Vater von seinem Krankenhausbett in Florida in ein anderes Krankenhausbett in Quebec überführt werden sollte, und daß die ganze Reise außerordentlich sanft verlaufen sollte. Und für ihn geschah das auch. Im Gegensatz dazu war unsere Reise sehr schwierig. Es war, als ob wir die Last der Mühen, die mit »Reisen« zusammenhängen, auf uns genommen hätten, und um für Vater eine angenehme Reise zu garantieren, mußten wir selbst all die Blockaden und Schwierigkeiten, die mit dem Reisen verbunden sind, übernehmen. Da uns jedoch Energie zu Verfügung stand, traten immer die richtigen Dinge ein.

Wir stellen uns fortwährend Kräften entgegen und das hindert uns daran, die tiefer liegenden Dimensionen zu erkennen, die diesen Kräften ihr Wirken ermöglichen. Wenn wir an ein Orchester denken, war in diesem Fall Vater der Solist, und wir bildeten zusammen mit den Krankenschwestern und dem medizinischen Personal usw. das Orchester. Der Dirigent war die Lebenskraft, welche die Symphonie eines bewußten Sterbens dirigierte. Vater mußte seine irdischen Wünsche gehen lassen und brachte, da er in eine andere Dimension schaute, Licht und Freude zurück; die letzten Noten seines Seins wurden zur Vollendung gespielt. Das ganze Ereignis seines Sterbens war für seine ganze Familie und mich selbst sehr lebensbestärkend, und zwar in solch einem Maß, daß sich, wenn ich heute daran denke, ein Gefühl der Freude einstellt, das viel, viel stärker ist als das Gefühl des Schmerzes bei der Trennung. Und ich fühle nun, daß die Welle von Energie, die in der Person meines Vaters Gestalt angenommen hatte, im unendlichen Meer von Energie freigesetzt worden war, und aus dieser Dimension heraus erweist sich sein Tod als eine ewige Segnung, nicht mehr ausschließlich als ein jährliches Ereignis, an das man sich immer wieder erinnert.

WERDEN, WER WIR SIND

*Metamorphose und Menschen
mit Lernschwierigkeiten*

David Singer

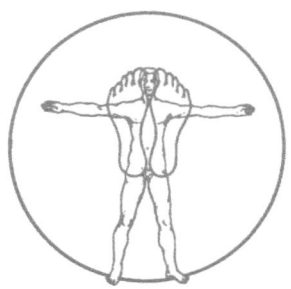

Dieses Buch ist Jeric gewidmet

INHALT

ÜBER DEN AUTOR

David Singer wurde 1988 von Gaston Saint-Pierre, dem Gründer und Vorsitzenden des gemeinnützigen Vereins *Metamorphic Association* ausgebildet, als er in Somerset als Lehrer von Kindern mit schweren Behinderungen arbeitete. Nachdem er erkannt hatte, wie einige Kinder, die regelmäßig Sitzungen der Metamorphischen Methode bekamen, sich äußerst eindrucksvoll aus alten belastenden Mustern herausbewegen konnten, begann er, das Potential zu erforschen, die Methode an Erwachsenen anzuwenden.

Seit 1990 arbeitete er weitgehend als freier Mitarbeiter für Sozialdienste in Hampshire und unterhielt gleichzeitig eine private Praxis. Überall in Großbritannien unterrichtete er das Personal in Erziehungs-, Gesundheits- und Sozialdiensten und hielt auch Vorträge für die Öffentlichkeit. Er lebt jetzt in Schweden.

DANKSAGUNGEN

An Robert St. John für die Entdeckung der Metamorphose und seine Erlaubnis, Abbildungen aus seinem Buch *Metamorphosis – a text book on Prenatal Therapy* (*Metamorphose – Die pränatale Therapie*) zu verwenden (Abb. 2 und 3).

An Gaston Saint-Pierre, dessen Bücher und Ausbildung mir solch ein gründliches Verständnis für diese Arbeit gegeben haben, und für seine konstruktive Kritik des Manuskripts.

An Mary Lambert für ihre liebenswürdige Erlaubnis, Abbildungen aus ihrem Buch *Deine Füße Finden* zu verwenden (Abb. 1, 4, 5, 6, 7 und 8).

An die Fuß-Massage-Gruppe bei *Bishopstoke Day Services* für ihre liebenswürdige Erlaubnis, Fotos von ihnen zu machen, die die Grundlage für einige Abbildungen in den Kapiteln 7 und 9 bilden, und an Nikki King und Paul Saxton für ihre Unterstützung bei der Erstellung der Abbildungen 9, 15 und 18.

An Jan Cuerdon, Adam Hope, Gill Pettitt, Sharon Smith, Jonathan Everleigh, Adam und Jane Warren, Ed Towers, Simon Chapman, Sarah-Jane Sampson, Charles Le Huquet und Mick Lenehan für all ihre Hilfe auf dem Weg. Besonderen Dank an Charlotte Hiltons und Liehr.

An das zahlreiche Personal in den Einrichtungen, in denen ich gearbeitet habe, für das Erkennen des Potentials in dieser Arbeit und dafür, daß sie die Methode jenen zugänglich gemacht haben, die ein echtes Bedürfnis dafür empfanden, im Besonderen an das Personal an der Selworthy School in Somerset und in den Bishopstoke Day Services und den Southampton Day Services in Hampshire. Zuallermeist aber an jeden, der jemals seine Füße auf meinen Schoß gelegt hat, dafür, daß er mich den unermeßlichen Wert wahrer Individualität gelehrt hat.

Vorwort von Robert St. John

In diesem Buch hat Dave Singer eindeutig seine Fähigkeiten bewiesen, sich Kindern mit Lernschwierigkeiten anzunehmen wie auch die Metamorphose zu verstehen und umzusetzen.

Mir gefallen sein direkter Zugang zum Thema, seine Furchtlosigkeit, die Metamorphose medizinisch orthodoxen Leuten nahezubringen, seine sehr klare Erklärung dieser Methode und schließlich sein Taktgefühl für alle Beteiligten.

Ich freue mich auf die fertige Version dieses Buchs und betrachte es als eine der besten Veröffentlichungen für die Förderung der Metamorphose.

Robert St. John, Oktober 1993.

VORWORT VON GASTON SAINT-PIERRE

In den letzten paar Jahren hat die *Metamorphic Association* dankbar Artikel angenommen, in denen Dave Singer, ein Anwender der Metamorphischen Methode, seine Erfahrungen und Beobachtungen ausführlich schilderte. Diese wurden in den Heften *Metamorphosis, the Journal of the Metamorphic Association* veröffentlicht. Es war faszinierend, die Reichweite seiner Aktivitäten kennenzulernen und durch das Geschriebene an den Einsichten teilhaben zu können, die er in diesen Bereichen gewann.

In seinem Buch ist es ihm gelungen, sein Wissen zu destillieren, indem er die wunderbaren Wege aufzeigt, auf denen die innewohnende Intelligenz der Menschen mit mehrfachen Behinderungen am Werk ist. Mein Gefühl sagt mir, daß er dies nicht hätte erreichen können ohne seine tiefgehende Empfindsamkeit und enorme Achtung vor den Menschen, denen sein Unterricht und seine Anwesenheit an ihrer Seite zugute kam. Dies kommt in den verschiedenen Vorgehensweisen, die Dave Singer beschreibt, wie man sich Menschen annähert, ausführlich zum Ausdruck.

Metamorphose ist tief in objektiver Liebe verwurzelt und wir könnten auf Dave Singer einen Vers von T. S. Eliot anwenden: *Sich zu kümmern und sich dennoch nicht zu wichtig nehmen.* Sein Buch ist sein eigener Beweis dafür.

Gaston Saint-Pierre, November 1993.

KORRESPONDENZ KONTRA KAUSALITÄT
Vorwort von Gaston Saint-Pierre 2010

Vorbemerkung

Der folgende Text von David Singer wurde vor vielen Jahren geschrieben. Er vermittelt eine Art, die Metamorphische Methode zu verstehen, die von der Begeisterung getragen ist, eine neue Methode gefunden zu haben, welche die Menschen, die Sitzungen erhalten, vollkommen respektiert. Das Nachdenken über die Prinzipien hinter der Arbeit hat sich jedoch weiterentwickelt, was unsere Rolle als Metamorphiker geklärt hat. Es ist offensichtlich geworden, daß wir als Metamorphiker keinerlei Erfolg für uns selbst oder die Methode beanspruchen können, weil es die Lebenskraft des Klienten ist, die den Wandel oder die Transformation ihrer Muster bewerkstelligt. Wir stellen fest, daß Heilung, Hilfe, Genesung und Veränderung als Nebenprodukte dieser Wandlung auftreten. Das Leben arbeitet immer auf die Erfüllung, die Verwirklichung des höchsten Potentials hin.

Der folgende kurze Artikel ist eine Darstellung des Fortschritts unseres Verständnisses anhand einiger Zitate aus Davids Text.

Entsprechung versus Ursache/Wirkung

Alle Erscheinungsformen des Lebens werden von universellen Prinzipien regiert. Die Gesetze, die wir aus ihnen herleiten können, bilden die Grundlage der großartigen Ordnung, deren Zeuge wir sind, von der Bewegung der Atome bis zur unpersönlichen Genauigkeit des Tanzes der Galaxien.

Das Prinzip der Kausalität besagt, daß jede Ursache eine Wirkung hat; das lineare Vorgehen der üppigen Fülle der Natur – aus einem Samen erwächst eine Pflanze – wird sehr gut ausgedrückt in dem Spruch: »Was der Mensch sät, wird er ernten.« Es liegt unserer Technologie, dem Materialismus und ganz besonders unserer Art zu denken zugrunde.

Das Prinzip der Entsprechung (Korrespondenz) liegt der Sprache, Mathematik, Ritualen, Symbolen und künstlerischer Schöpfung zugrunde. Ein weitaus feinerer Ausdruck unserer Alltagswirklichkeit. Es ist zusammengefaßt in dem Ausspruch: »Alles ist ein Spiegel, der jedes andere Ding widerspiegelt.« Oder mehr abstrakt ausgedrückt: »Wie oben, so unten; wie unten, so oben.« Die Metamorphische Methode beruht auf diesem letzteren Prinzip und ist daher keine Therapie, da Therapien ihre Dynamik im Prinzip der Kausalität finden.

Da es in der linearen Struktur von Ursache und Wirkung verwurzelt ist, ist unser Denken daran gewöhnt, die Frage »warum« zu stellen und dann eine Antwort mit »weil« in der Vergangenheit zu suchen. Kreativität beruht dagegen auf der Globalität des Gesetzes der Entsprechung, und da gibt es kein Programm, kein Rezept für das Auftauchen neuer Universen, das Produkt von Intuition, Eingebung und Vorstellungskraft.

Die Furchen der Linearität wurden durch Gewohnheiten und Wiederholungen, Erfahrung und Wissen, Erinnerung und Trägheit tief in unser Gehirn getragen. Daher ist es so wichtig, die Sprache in Frage zu stellen, die wir benutzen, um die Ensichten zu beschreiben, die aus der Beschleunigung der Schwingungsfrequenz unseres Bewußtseins hervorgehen. Eine der Definitionen des Wortes »Metamorphose« heißt: »Umwandlung in eine feinere Substanz«. Wir wollen daher im Folgenden bestimmte Definitionen berichtigen, die ihren Weg in die Erklärung der Metamorphischen Methode gefunden haben.

Die Praxis der Metamorphischen Methode besteht darin, bestimmte Bereiche der Füße, der Hände und des Kopfes leicht zu berühren. David Singer schreibt: *Es ist eine anspruchslose Form von Kontakt, der den Empfänger befähigt, auf seine eigenen Bedürfnisse und Fähigkeiten sensibilisiert zu werden, was die Möglichkeit einer positiven Bewegung der Änderung auf körperlicher wie auch psychologischer Ebene hervorbringt. Dabei wird eine leichte Berührung bestimmter Bereiche an Füßen, Händen und Kopf angewandt, um tief verwurzelte Energieblockierungen im Innern des Menschen zu lösen.*

Die Methode ermächtigt den Menschen grundsätzlich dazu, alte Seinsweisen gehen zu lassen, wodurch das Potential für Umwandlung und kreatives Wachstum freigesetzt wird.[1]

Ja, eine leichte Berührung wird angewandt, doch die Berührung befähigt oder ermächtigt niemanden und ermöglicht gar nichts; es ist die Lebenskraft im Innern des Menschen, die tief verwurzelte Energie-Blockaden löst und ihn dazu befähigt, alte Seinsweisen loszulassen und dabei das Potential für Transformation und schöpferisches Wachstum freizusetzen.

Eine andere Stelle behauptet, die Metamorphische Methode *ist eine praktische Methode, die erkennt, daß wir letztlich unsere eigenen Belastungen schaffen,* (das ist gewiß so, doch dann wird weiter gesagt:) *und die über die Herstellung von sanfter Berührung an gewissen Teilen von Füßen, Händen und Kopf ein Mittel für eine dauerhafte Lösung auf einer tieferen Ebene bereitstellt.*[2]

Die Lösung wird durch die innewohnende Intelligenz des Menschen herbeigeführt, nicht durch die Praxis, die nur ein Ritual darstellt. Die Umwandlung der Nahrung in den Körper und die Verteilung der Proteine, Enzyme und so weiter wird von der Intelligenz des Körpers beaufsichtigt und ist nicht ein Ergebnis des Rituals, am Tisch zu sitzen und zu essen.

Die Metamorphische Methode ist nicht an Veränderung interessiert, sondern an Wandlung. Die folgende Stelle in Davids Text sollte dahingehend berichtigt werden: *Die angewandte sanfte Berührung trägt den Wunsch in sich, von Nutzen zu sein, aber vermittelt gleichzeitig eine »Haltung des Belassens«, nicht im Weg zu sein, und unter diesen Bedingungen darf die volle Kraft der Lebensenergie des Menschen mit vollständiger Freiheit fließen. Die Rolle des Metamorphikers besteht darin, als ein Katalysator für eine Änderungs-Bewegung zum Besseren hin zu fungieren.*[3]

Tatsächlich besteht die Funktion eines Katalysators einfach darin, anwesend zu sein, ohne eine Richtung zu weisen. Die Richtung wohnt der Sache inne, ist ihr eigen, z. B. der Same zur Pflanze hin, die Raupe zum Schmetterling, Same und Eizelle zum Menschen. Wandlung findet innerhalb der Einheit statt – es gibt eine Energie und einen Tanz der Formen oder Gestalten – Veränderung geschieht innerhalb der Dualität. *Zum Besseren hin* enthält eine Richtung, die vom Metamorphiker vorgegeben wird. Der letzte Satz des obigen Zitats sollte daher heißen: *Die Rolle des Metamorphikers besteht darin, als ein Katalysator zu fungieren, und die Lebenskraft im Klienten tut, was immer für diesen Menschen notwendig ist.*

Der nächste Abschnitt dieser Stelle besagt, es *kann eine dauerhafte Änderung eintreten, weil der Zweck der Krankheiten berührt und dann entlassen wird.*[4] Eine Veränderung ist immer umkehrbar und ist eine Bewegung, die vom Verstand erschaffen und überwacht wird. Wandlung dagegen ist von Dauer: Ein Schmetterling kann sich nicht zur Raupe zurückbilden. Es sieht so aus, daß nur die Lebenskraft eines Menschen den Zweck seines Leidens erfüllen und entlassen kann, indem sie sich mit der innewohnenden Intelligenz des Menschen verbindet.

Das Wort »Methode« im Zusammenhang mit der Metamorphischen Methode [*im Englischen Original »technique« von »Metamorphic Technique«*] wird auf eine bestimmte Weise definiert: ein Weg oder Zugang, der sich in der Praxis selbst vervollkommnet. Dieser Zugang ist ein Weg des Belassens, des Aus-dem-Weg-Gehens. Insofern handelt es sich bei der folgenden Aussage um eine falsche Darstellung: *Die Metamorphische Methode wird so genannt, weil sie auf natürliche und spontane Weise eine radikale Änderung, eine Umwandlung innerhalb des jeweiligen Menschen hervorbringen kann. Es ist ein Phänomen, das nicht nur bei einem Einzelnen sondern auch in einem Gruppenzusammenhang auftreten kann.*[5]

Als ein Ritual ändert oder wandelt die Methode gar nichts; diese Rolle wird von der Kraft des Lebens und der Intelligenz des Klienten ausgefüllt. Es handelt sich nicht um ein Phänomen, sondern um die natürliche Inanspruchnahme unseres Erbes.

Indem wir die Sitzungen bereitstellten, fungierten wir als Katalysatoren, indem **wir wirksam** *das Festhalten des Kindes an der Vergangenheit und an den mit ihr verbundenen Einflüssen auf seine gegenwärtige Seinsweise* **lockerten.** *Wir haben schon im vorigen Kapitel gesehen, daß solche Einflüsse im Grunde während der prägenden neun Monate der Reifezeit in der Gebärmutter entstehen. Es ist dieses Festhalten an der vorgeburtlichen Zeitperiode (auf einer unbewußten Ebene), das* **durch diese Arbeit** *gelockert wird.*[6]

Der obige Abschnitt läßt sich leicht falsch interpretieren, da er die Metamorphische Methode in den Bereich der Therapie versetzt. Er sollte heißen: *Indem wir die Sitzungen bereitstellten, fungierten wir als Katalysatoren.* **Die Lebenskraft konnte** *das Festhalten des Kindes an der Vergangenheit und an den mit ihr verbundenen Einflüssen auf seine gegenwärtige Seinsweise* **lockern.** *Wir haben schon im vorigen Kapitel gesehen, daß solche Einflüsse im Grunde während der prägenden neun Monate der Reifezeit in der Gebärmutter entstehen. Es ist dieses Festhalten an der vorgeburtlichen Zeitperiode (auf einer unbewußten Ebene),* **das gelockert wird.**

Natürlich, das Ritual, die Mahlzeit am Tisch einzunehmen, stillt den Hunger. Der wichtige Anteil geschieht jedoch, wenn die Energie der Nahrung in die des Körpers umgewandelt wird. Das ist ein natürlicher Vorgang. Die Menschen kommen, um Sitzungen der Metamorphischen Methode zu bekommen, weil sie vom »Hunger nach Wandlung« getrieben werden. Der Metamorphiker als Katalysator hilft mit dem Ausführen des Rituals in den Sitzungen. Die Lebenskraft der Klienten wandelt ihre Muster in der Weise, die für sie richtig ist. In der Transformation oder Wandlung gibt es immer eine transzendentale Entwicklung von einer Ebene zu einer feineren Ebene. Deshalb ist es so wichtig für den Metamorphiker, sich die Haltung des Belassens zu eigen zu machen.

EINFÜHRUNG

Die Metamorphische Methode ist ein einfacher und vielseitiger Zugang zu persönlichem Wachstum, der sowohl Kindern als auch Erwachsenen mit Lernbehinderungen offensteht.

Es ist eine anspruchslose Form von Kontakt, der den Empfänger befähigt, auf seine eigenen Bedürfnisse und Fähigkeiten sensibilisiert zu werden, was die Möglichkeit einer positiven Bewegung der Änderung auf körperlicher wie auch psychologischer Ebene hervorbringt. Dabei wird eine leichte Berührung bestimmter Bereiche an Füßen, Händen und Kopf angewandt, um tief verwurzelte Energieblockierungen im Innern des Menschen zu lösen.

Die Methode ermächtigt den Menschen grundsätzlich dazu, alte Seinsweisen gehen zu lassen, wodurch das Potential für Umwandlung und kreatives Wachstum freigesetzt wird.

Dieses Buch wendet sich hauptsächlich an Lehrer, Anwender der Metamorphischen Methode, d.h. Metamorphiker und an alle Menschen, die sich professionell mit Lernbehinderten beschäftigen, aber es ist auch für Eltern und Pflegepersonen von Interesse und Nutzen, ebenso wie für jene, die in anderen Bereichen von Pflege und Fürsorge arbeiten.

Es bietet mit Hilfe von Abbildungen und Diagrammen eine einfache Einführung in die Grundlagen und die Praxis der Methode. Auf praktische Fragen in Bezug auf ihre Darstellung und Anwendung in Klassenzimmern bzw. in Pflege-Situationen wird auf der Grundlage von eigenen Beobachtungen und Erfahrungen, die ich während meiner Anwendung bei einer mannigfaltigen Reihe von Individuen und Gruppen in den verschiedensten Umgebungen gewonnen habe, ausführlich eingegangen.

✳ ✳ ✳ ✳ ✳

Als ich an einer Schule für Kinder mit schweren Lernbehinderungen als Lehrer arbeitete, wurde für mich ersichtlich, daß eine Menge der Probleme, die viele Kinder erlebten, auf Streß beruhten. Ihre Fähigkeit zu lernen und ihr Potential für weiteres Wachstum schienen fortwährend von diesem Faktor gestört zu werden.

Ich begann, verschiedene Ansätze zu erforschen, die auf das Thema Belastung und Streß eingingen. Von allen Ansätzen zogen mich jene am meisten an, die mit Kontakt verbunden waren. Meine Verantwortung an der Schule war die Förderung der Sprachentwicklung. Ich erkannte die Bedeutung von Berührung – sicherlich die elementarste und wesentlichste Form von menschlicher Wechselbeziehung und Verständigung. Der potenzielle Wert für Menschen mit eingeschränkten Fähigkeiten, verbal oder gar körperlich zu kommunizieren, war offensichtlich. Aber viele der verfügbaren Methoden schienen ziemlich zudringlich oder anderweitig unangemessen zu sein, oder warfen allerlei praktische Probleme auf, sie in der Umgebung des Klassenzimmers anzuwenden.

Eines Tages kam ich von einem besonders anstrengenden Tag an der Schule nach Hause und hatte das Gefühl, daß meine Füße mich umbringen. Wie man das tut, bereitete ich eine Schüssel mit heißem Wasser vor und weichte meine Füße ein. Bis dahin hatte ich wenig Gespür für meine Füße, betrachtete sie als »irgendwo da unten zu sein«. Mir wurde dann klar, wie sehr ich sie vernachlässigt hatte und begann, sie mit einer Lotion einzureiben. Es war vielleicht eine Widerspiegelung davon, wie sehr ich mich vernachlässigt hatte und nicht mehr mit mir selbst in Berührung war, aber jetzt übernahm ich Verantwortung und erkannte jene Aspekte von mir an, um die mich zu kümmern ich früher versäumt hatte. Was auch immer der Fall war, ich entdeckte sehr zu meiner Überraschung, daß mich das Reiben der Füße fast sofort tief entspannt fühlen ließ. Daß diese einfache Handlung solch eine tiefe Wirkung haben könnte, machte großen Eindruck auf mich und es kam mir plötzlich in den Sinn, daß wenn mir das Reiben der Füße dabei helfen konnte, mich zu entspannen, die Kinder an der Schule auch von solchem Kontakt profitieren könnten.

Meine Sorge bestand allerdings darin, solchen Kontakt in einer Weise herzustellen, die nicht auf- oder zudringlich ist, und sicher zu sein, daß die zu Grunde liegenden Ursachen für die Belastung mit einbezogen wurden. Zu diesem Zeitpunkt begegnete ich der Metamorphischen Methode, bei der das Thema der Nicht-Einmischung eine grundsätzliche Stellung einnimmt. Es ist eine praktische Methode, die erkennt, daß wir letztlich unsere eigenen Belastungen schaffen, und die über die Herstellung von sanfter Berührung an gewissen Teilen von Füßen, Händen und Kopf ein Mittel für eine dauerhafte Lösung auf einer tieferen Ebene bereitstellt.

Dieses Buch kennzeichnet das Ende eines Zeitraums von fünf Jahren, in denen ich das Potential der Metamorphischen Methode erforscht habe, indem ich sie sowohl an Kindern als auch Erwachsenen mit Lernbehinderungen in Sonderschulen, Kurzzeit- und stationären Pflegeeinrichtungen, als Lehrer, Kurzzeitpfleger und in meiner privaten Praxis anwandte. Das Buch wendet sich hauptsächlich an Lehrer und Anwender der Metamorphischen Methode, d.h. Metamorphiker, die in diesen Bereichen arbeiten, aber es ist auch für Eltern und Pflegepersonen von Interesse und Nutzen, ebenso für jene, die in anderen Bereichen von Pflege und Fürsorge arbeiten einschließlich jener, die mit körperlich behinderten, älteren oder geistig kranken Menschen oder Kindern mit emotionalen Problemen arbeiten.

Die Grundlagen und die Praxis der Methode werden mit Hilfe von Abbildungen und Diagrammen einfach und klar dargestellt. Die Beschreibung einer »Standard-Sitzung« ist ebenfalls enthalten, und auf praktische Fragen in Bezug auf ihre Darstellung und Anwendung in Klassenzimmern bzw. in Pflege-Situationen wird auf der Grundlage von meinen eigenen Beobachtungen und Erfahrungen, die ich während der Anwendung bei einer mannigfaltigen Reihe von Individuen und Gruppen in den verschiedensten Umgebungen gewonnen habe, ausführlich eingegangen. Wo es angebracht ist, werden Beispiele aus der Praxis gegeben, die helfen können, die angesprochenen Themen zu verdeutlichen wie auch einige der zugrundeliegenden Prinzipien zu erhellen.

Die Metamorphische Methode ist ein einfacher und vielseitiger Zugang zu persönlichem Wachstum, die allen zur Verfügung steht, und das schließt natürlich Leute mit Lernbehinderungen ein.

Ich hoffe sehr, daß du große Freude daran findest, diese Arbeit mit den Menschen in deiner Umgebung zu teilen.

David Singer, Southampton, 1993

KOMMUNIKATION – EIN AUSGANGSPUNKT

Die Haltung gegenüber Menschen mit Lernbehinderungen hat sich in jüngsten Zeiten radikal verändert, und dies spiegelt sich in den vielen weitreichenden Änderungen in Einrichtungen wider, die sich der Pflege, Unterstützung und Erziehung von Kindern und Erwachsenen widmen.

Kinder, die einst als »unerziehbar« galten, bekommen jetzt eine auf den Einzelnen bezogene Erziehung in Sonderschulen und anderen Einrichtungen, und mit angemessener Unterstützung können viele Kinder jetzt zusammen mit ihren Gleichaltrigen normale Schulen besuchen. Erwachsene, die in der Vergangenheit in großen, unpersönlichen und einschränkenden Institutionen untergebracht wurden, können jetzt mehr und mehr auf ihre Bedürfnisse zugeschnittene Dienstleistungen in Tages- oder Wohnheimen erhalten, die darauf zielen, ihnen ein unabhängigeres Leben in der Gemeinschaft zu ermöglichen.

Diese Entwicklungen entstanden aus der Anerkennung der Notwendigkeit, über die Beschränkungen einer »aus dem Auge, aus dem Sinn«-Geisteshaltung hinauszugehen und als Antwort auf ein wachsendes Bewußtsein, daß Menschen unabhängig von der Natur oder dem Umfang ihrer Lernbehinderung das Potential besitzen, weit mehr zu werden als früher für möglich gehalten wurde. Diese beträchtlichen Fortschritte hätten natürlich nicht erfolgreich gemacht werden können, ohne vollkommen die manchmal erheblichen Schwierigkeiten anzuerkennen, die Menschen mit Lernbehinderungen erleben können. Allerdings bestand das vorherrschende Thema darin, die Hilfeleistung auf den ganzen Menschen statt auf seine Behinderung allein zu zentrieren.

Sicherlich gibt es oft eine ganze Menge, was wir machen können, um jemandem unmittelbar zu helfen, die Hindernisse zu überwinden, die ihn davon abhalten, sein Potential zu erkennen, aber es gibt unweigerlich Zeiten, da wir die Grenzen von dem erreichen, was wir für andere tun können. Im schlimmsten Fall befinden wir uns in einem Zustand vollständiger Ungewissheit darüber, was gemacht werden kann. Dies kann zu Gefühlen von Hilflosigkeit oder Unzulänglichkeit führen, besonders in Umständen, wo viel Zeit und Energie aufgewandt wurde und kein wirklicher erkennbarer Fortschritt erzielt worden ist. Solche Situationen können auf der persönlichen wie auch der beruflichen Ebene äußerst schwierig werden, da sie uns dazu zwingen, tiefer gehend die Frage zu stellen, was die zu Grunde liegende Natur dieses Potentials ist und wie wir es ihm am besten ermöglichen können, seinen Ausdruck zu finden.

Man kann verschiedene Theorien aufstellen, Methoden anwenden und Programme umsetzen, aber eine Sache ist wirklich klar: Die Quelle dieses Potentials liegt im Innern des Menschen selbst, genauso wie das Mittel, mit dem es anfangen kann, sich zu verwirklichen, sei es in Gestalt von Handlung oder Kommunikation. Tatsächlich könnten wir sagen, daß das Problem hauptsächlich eines der Kommunikation im breitesten Sinn des Wortes ist, da unsere Fürsorge denjenigen gilt, die Schwierigkeiten beim Ausdrücken ihrer Einzigartigkeit erleben.

Für viele Menschen mit Lernbehinderungen sind die üblichen Wege der Kommunikation in irgendeiner Weise behindert oder versperrt worden. Wo die Verständigung mit Worten eingeschränkt oder gestört wurde, muß das Potential für nichtverbale Kommunikation erforscht werden, das heißt jene Formen von Wechselbeziehung, die weitestgehend durch das Medium des Körpers hergestellt werden, wie Bewegung, Gestik, Gesichtsausdruck, und so weiter. Aber es kann auch hier Schwierigkeiten geben, und in diesem Fall ist es notwendig, sich auf eine andere, grundlegendere Ebene zu begeben.

Die einfachste und elementarste Form von Kommunikation ist sicherlich Berührung. Wenn sie mit angemessener Empfindsamkeit angeboten wird, kann Berührung für Menschen, die in ihrem Leben Schwierigkeiten begegnen, enorm beruhigend sein, weil wir Gelegenheit haben, mit dem Menschen eine wirkliche Verbindung herzustellen und ihm einfach vermitteln, daß wir hier sind. In dieser Weise erkennen wir an, daß »Wir zusammen sind« während wir gleichzeitig bekennen daß, »Du du bist« und »Ich ich bin« – die Grundlage, auf der alle Formen wirksamer Kommunikation beruhen. Berührung kann also die Einzigartigkeit bekräftigen und gleichzeitig die Barrieren überwinden, die Menschen trennen.

Aber viele Kinder und Erwachsene mit Lernbehinderungen fürchten Berührungen und haben großen Widerwillen, solch ein grundlegendes menschliches Bedürfnis zu befriedigen. Tatsächlich können einige Menschen so vom Erlebnis (manchmal sogar vom Vorgefühl) von Berührung überwältigt werden, daß sie davon aufgewühlt werden und sich zurückziehen. Daher ist eine Methode gefordert, die ausdrücklich nicht auf- oder zudringlich ist, da dies eine tiefe Achtung vor dem persönlichen Raum des Einzelnen sicherstellt.

Die Füße, die Hände und der Kopf befinden sich am Rand dieses Raumes, da sie an den Endpunkten des Körpers liegen. Sie sind auch unsere Hauptverbindungen mit der Außenwelt, indem sie uns die Mittel bereitstellen, mit unserer Umgebung Verbindung aufzunehmen und in Wechselwirkung zu treten. Wir benutzen unsere Füße, um uns von einem Ort zum anderen zu bewegen. Wir benutzen unsere Hände, um uns schöpferisch auszudrücken und um miteinander durch Berührung zu kommunizieren. Im Kopf befinden sich die Sinnesfunktionen von sehen, hören, schmecken und riechen, die uns zusammen mit dem Gehirn helfen, uns über die Welt um uns zu informieren.

Die Metamorphische Methode beruht auf der Anwendung von nicht-aufdringlicher Berührung bestimmter Teile der Füße, der Hände und des Kopfes, die dem Empfänger wirklich einen von

Richtung und Einmischung freien Raum verschafft. Der Mensch ist zeitweilig befreit von den Forderungen nach Kommunikation auf anspruchsvolleren Ebenen, die oft mit wiederholten Erfahrungen des Versagens verknüpft sind. Gleichzeitig liegen nun die Bedingungen vor, damit die Essenz, der innere Wesenskern des Menschen ganz von selbst auftauchen kann und einen neuen Ausgangspunkt enthüllt, von dem aus sich weiterführende Verbindung und Verständigung entwickeln kann.

.

METAMORPHOSE

Der wesentliche Grundsatz, der dieser Arbeit zu Grunde liegt, besteht darin, daß in jedem von uns das Potential für Umwandlung vorhanden ist, und daß sich dieser Vorgang der radikalen Änderung natürlich und spontan ereignen kann, wenn die richtigen Bedingungen vorliegen. Die Metamorphische Methode stellt im Wesentlichen eine einfache Weise dar, diese Bedingungen zu erschaffen. Die Füße, die Hände und der Kopf sind die Gliedmaßen des Körpers. Indem wir für eine sanfte und nicht-aufdringliche Berührung an diesen äußersten Bereichen sorgen, sind wir für den Menschen in einer sehr wohl fühlbaren Weise vorhanden, während wir gleichzeitig eine Haltung der Nicht-Einmischung vermitteln.

Indem wir dies tun, schaffen wir einen Raum, der frei ist von einer Richtungsvorgabe oder äußerem Einfluß, in dem der Empfänger in der Lage ist, auf seine eigenen Bedürfnisse und Fähigkeiten sensibilisiert zu werden, was die Möglichkeit einer Besserung auf körperlicher wie auch psychologischer Ebene hervorbringt. Der Schwerpunkt liegt auf einer Änderung von innen heraus, anstatt zu versuchen, eine Änderung von außen herbeizuführen. Die praktische Anwendung ist daher in Wirklichkeit ein Werkzeug zur Ermächtigung.

Eine sanfte Berührung wird auf bestimmte Bereiche der Füße angewandt, die entlang des Innenrandes beider Füße verlaufen und als Reflexzonen-Bereiche der Wirbelsäule bekannt sind, wie auch auf die entsprechenden Bereiche an den Händen und am Kopf. Der Metamorphiker stellt eine Umgebung her, innerhalb derer tief verwurzelte Energieblockaden gelöst und freigesetzt werden können – Energieblockierungen, deren Entstehung so weit zurück liegen mag, wie unsere Reifezeit, die neun Monate, die wir vor der Geburt im Mutterleib verbracht haben.

Was meinen wir mit Energieblockaden? Wenn Dinge nicht gut für uns funktionieren, wenn wir uns durch unsere gegenwärtige Situation eingeschränkt fühlen und beginnen, uns durch den Mangel an Bewegung in unserem Leben frustriert oder deprimiert zu fühlen, sprechen wir davon, »festgefahren« zu sein. Dieser Ausdruck beschreibt sehr gut das Vorhandensein einer zu Grunde liegenden Energieblockade, da sie unser alltägliches Leben beeinträchtigt. Im Fall eines Kindes oder Erwachsenen mit Lernbehinderungen ist diese zu Grunde liegende Energieblockade tiefgreifender und ihr Einfluß folglich beträchtlich schwerwiegender.

Umgekehrt benutzen wir den Ausdruck »im Fluß sein«, um zu beschreiben, wie es sich anfühlt, wenn unsere Energie (was auch immer es ist, das uns am Leben hält) frei und ohne Behinderung fließt. Wir neigen dann dazu, scheinbare Hindernisse oder Herausforderungen eher als neue Gelegenheiten zum Lernen und Wachsen denn als Anzeichen für eine bevorstehende Katastrophe oder Krise zu betrachten. Es geht einher mit einem umfassenden Gefühl von Leichtigkeit zu dem, was in unserem Leben geschieht, und einem Empfinden von Ausgeglichenheit in unserem Wesen. Es findet eine Bewegung zu einem besseren Zustand hin statt. Im Fall des autistischen Kindes zum Beispiel, entdeckt es in sich selbst die Fähigkeit, sich aus dem »Gefängnis« seiner Isolation herauszubewegen und beginnt, mit seiner unmittelbaren Umgebung und den Menschen um sich in Wechselbeziehung zu treten.

Die Energieblockaden werden »aufgelöst«, so daß die Energie ungehindert fließen kann. Es findet kein Versuch statt, die Energie in irgendeiner Weise anzuregen, zu unterdrücken, zu lenken oder zu erzwingen, denn dies würde bedeuten, von außen einen Einfluß aufzuerlegen, möglicherweise auf Kosten der eigenen Fähigkeit des Menschen, sich selbst zu helfen und zu heilen. Die angewandte sanfte Berührung trägt den Wunsch in sich, von Nutzen zu sein, aber vermittelt gleichzeitig eine »Haltung des Belassens«, nicht im Weg zu sein, und unter diesen Bedingungen darf die volle Kraft der Lebensenergie des Menschen mit vollständiger Freiheit fließen. Die Rolle des Metamorphikers besteht darin, als ein Katalysator für eine Änderungs-Bewegung zum Besseren hin zu fungieren.

Diese Methode beschäftigt sich nicht mit der Linderung der Streß-Symptome, sondern erschafft lieber die Mittel, durch welche die zu Grunde liegende Ursache für die Belastung sich selbst offenbaren und sich aus eigenem Antrieb umwandeln kann. Würden wir uns gezielt mit den Schwierigkeiten eines Menschen befassen, indem wir seine Beschwerden mildern, würde er sicherlich Erleichterung erleben und wir mögen uns sehr zufrieden fühlen, daß wir ein sofortiges Ergebnis hervorgebracht haben. Allerdings ist es wahrscheinlich, daß dieser Zustand nur vorübergehend ist, solange die zu Grunde liegende Ursache immer noch vorhanden ist, und daher werden die Symptome schließlich wiederkommen. Sie mögen in etwas anderer Form zurückkehren, doch sie werden nichtsdestoweniger schließlich wiederkommen. Durch die Arbeit auf einer tiefer liegenden Ebene kann eine dauerhafte Änderung eintreten, weil der Zweck der Krankheiten berührt und dann entlassen wird.

Aus dieser Perspektive gesehen, kann das Sichtbarwerden einer Schwierigkeit oder eines Problems einfach als ein Anzeichen dafür betrachtet werden, daß ein bestimmter Aspekt des Menschen in Erscheinung zu treten versucht, doch daran gehindert wird, weil es eine Blockierung im freien Fließen der Lebenskraft des Menschen gibt. Das Lösen der Blockierung macht den Weg frei für neues Wachstum und weitere Entwicklung.

Der Begriff »Metamorphose« wird hier im Zusammenhang von persönlichem Wachstum benutzt – in Anerkennung der Tatsache, daß Umwandlung des eigenen Lebens auf natürliche Weise auftreten kann, sofern die notwendige Energie, die ihren Ursprung im Innern des Menschen hat, vorhanden ist. Für den betroffenen Menschen bringt es mit sich, alte Seinsweisen gehen zu lassen, was ihn befreit, um ein neues, ganz anderes Leben zu erschaffen.

GESCHICHTE

Zonen-Therapie

Die uralte chinesische Methode der Zonen-Therapie wurde von Dr. William Fitzgerald wiederentdeckt, einem amerikanischen Arzt, der 1914 die Aufmerksamkeit der medizinischen Welt darauf lenkte. Er fand heraus, daß im Körper 10 Längszonen existieren, die vom Schädeldach zu den Spitzen der Finger und Zehen laufen; jedes Organ des Körpers befindet sich in einem oder mehreren dieser Abschnitte (siehe Abb. 1). Seine Untersuchungen bestätigten, daß sich durch die Massage eines Fingers oder eines Zehs, die sich am Ende dieser Zonen befinden, eine deutliche Wirkung einstellt, nämlich – hervorgerufen durch eine Belebung des Energieflusses in dem betroffenen Bereich – das normale physiologische Funktionieren in allen Teilen des Körpers, die sich in der entsprechenden Zone befinden.

Reflexzonen-Therapie

Die obige Arbeit wurde in den 1930er Jahren von einem anderen Amerikaner, Eunice Ingham, einen Schritt weiter gebracht. Er entwickelte die Therapie, die heute als Reflexzonen-Therapie bekannt ist. Sie wurde später in den 1960er Jahren von Doreen Bayley in Großbritannien eingeführt.

Die Reflexzonen-Therapie beruht auf dem Prinzip, daß die Füße den ganzen Körper spiegeln oder widerspiegeln (siehe Abb. 2 und 3). Indem man bestimmte Bereiche der Füße massiert, können durch den damit angeregten Energiefluß in den entsprechenden Teilen des Körpers Harmonie und Gleichgewicht wieder hergestellt werden.

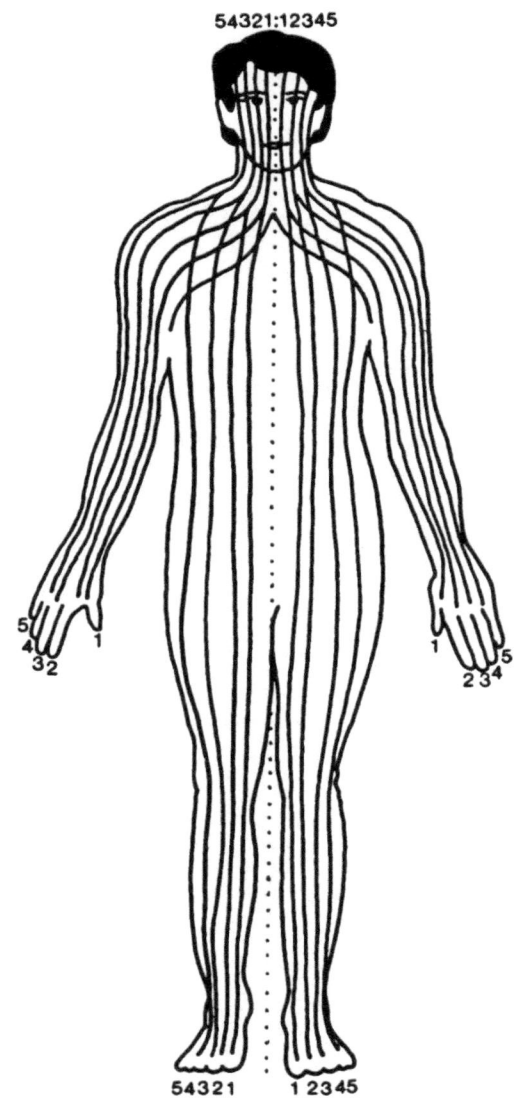

1 Die Reflex-Zonen des Körpers

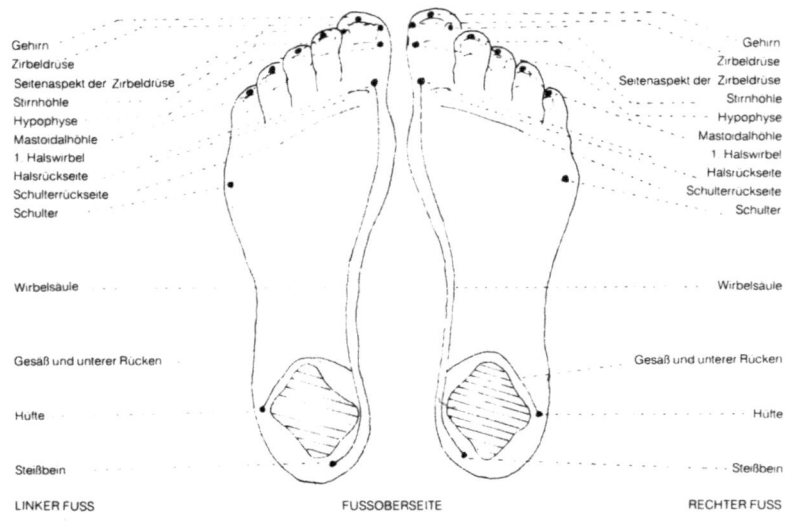

Gehirn
Zirbeldrüse
Seitenaspekt der Zirbeldrüse
Stirnhöhle
Hypophyse
Mastoidalhöhle
1. Halswirbel
Halsrückseite
Schulterrückseite
Schulter

Gehirn
Zirbeldrüse
Seitenaspekt der Zirbeldrüse
Stirnhöhle
Hypophyse
Mastoidalhöhle
1. Halswirbel
Halsrückseite
Schulterrückseite
Schulter

Wirbelsäule

Wirbelsäule

Gesäß und unterer Rücken

Gesäß und unterer Rücken

Hüfte

Hüfte

Steißbein

Steißbein

LINKER FUSS

FUSSOBERSEITE

RECHTER FUSS

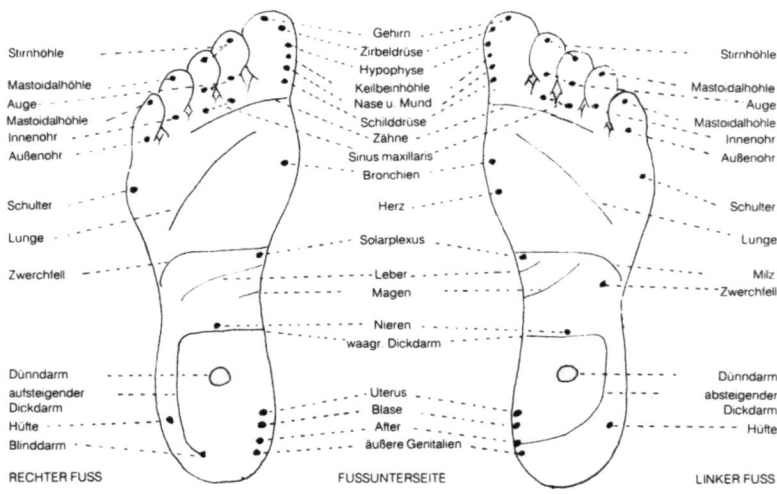

Stirnhöhle

Mastoidalhöhle
Auge
Mastoidalhöhle
Innenohr
Außenohr

Schulter

Lunge

Zwerchfell

Dünndarm
aufsteigender
Dickdarm
Hüfte
Blinddarm

RECHTER FUSS

Gehirn
Zirbeldrüse
Hypophyse
Keilbeinhöhle
Nase u. Mund
Schilddrüse
Zähne
Sinus maxillaris
Bronchien

Herz

Solarplexus

Leber
Magen

Nieren
waagr. Dickdarm

Uterus
Blase
After
äußere Genitalien

FUSSUNTERSEITE

Stirnhöhle

Mastoidalhöhle
Auge
Mastoidalhöhle
Innenohr
Außenohr

Schulter

Lunge

Milz
Zwerchfell

Dünndarm
absteigender
Dickdarm
Hüfte

LINKER FUSS

2 und 3 Reflexzonen der Fußrücken und Fußsohlen

84

Pränatal-Therapie

Robert St. John, ein britischer Naturheilkundler, entwickelte in den 1960er Jahren die Pränatal-Therapie auf den Grundlagen der Reflexzonen-Therapie.

Er war mit den Naturtherapien seiner Zeit unzufrieden, weil er spürte, daß sie nicht erkannten, daß die für Krankheit verantwortlichen Faktoren ihre Ursache letztlich im Inneren des Menschen haben. Er stellte die These auf, daß wir an einem gewissen Punkt unsere eigenen Belastungen erschaffen, die wiederum eine nachteilige Wirkung auf der körperlichen wie auch auf der psychologischen Ebene haben.

Während er das Potential von Behandlung über die Füße erforschte, entdeckte er, daß körperliche Krankheiten mit einer Blockierung im Reflexzonen-Bereich der Wirbelsäule übereinstimmten. Indem man die Behandlung auf diese bestimmten Bereiche beschränkte, wurden die gleichen Ergebnisse erzielt, wodurch es unnötig wurde, die anderen Zonen der Füße zu bearbeiten.

Da er die Bedeutung der Verbindung zwischen Geist und Körper erkannte, begann er, seine Aufmerksamkeit auf die psychologischen Aspekte der Behandlung zu richten. Er fand eine Übereinstimmung zwischen dem Fersenbereich der Wirbelsäulen-Reflexzone und dem, was er als das Mutterprinzip bezeichnete. Eine Blockierung in diesem Bereich zeigte sich auf einer psychologischen Ebene als eine Schwierigkeit in der Beziehung des Menschen mit seiner Mutter, darin, eine Mutter zu sein, oder in der Fähigkeit, andere zu nähren, sie zu hegen oder sich um sie oder auch um sich selbst zu kümmern. Später fand man heraus, daß es auch eine Schwierigkeit des Menschen anzeigt, sich zu erden. Solche Blockierungen hatten zum Beispiel die Erscheinungsform von Hornhaut. Sobald die Blockierung aufgelöst war, verschwanden diese Veränderungen an den Füßen wieder (z. B. ein Bereich mit Hornhaut an der Ferse kehrte wieder zu seinem üblichen gesunden Zustand zurück).

Er erkannte auch eine Übereinstimmung zwischen dem ersten Gelenk des großen Zehs mit dem Vaterprinzip. Eine Blockierung an dieser Stelle enthüllte eine Schwierigkeit in der Beziehung des Menschen zu seinem Vater / Chef / Autoritätsperson, oder damit, selbst ein Vater zu sein. Später fand man heraus, daß es auch eine Schwierigkeit des Menschen anzeigt, seine eigene innere Autorität auszudrücken.

Er entdeckte später, daß die Reflexzone der Wirbelsäule, die sich auf der Linie zwischen diesen zwei Punkten am großen Zeh und an der Ferse befindet, die neun Monate der Reifezeit in der Gebärmutter – vom Augenblick der Empfängnis bis zum Zeitpunkt der Geburt – widerspiegeln (siehe Abb. 4). Er zog daraus den Schluß, daß die Muster der Belastung, die während dieser Zeit entstanden waren, bis heute weiterbestehen und einen Einfluß darauf ausüben, wie es uns in unserem gegenwärtigen Leben geht; denn dies ist ein prägender Zeitraum, in dem all unsere Merkmale – körperliche, geistige, emotionale und die des Verhaltens – angelegt werden.

Konnten mit der Reflexzonen-Therapie die Belastungen des Körpers durch Behandlung der Füße aufgelöst werden, bedeutete diese Entdeckung nun, daß es möglich war, Energieblockaden frei zu setzen, die während des pränatalen Zeitraums, d. h. vor der Geburt entstanden waren, indem man auf der Reflexzone der Wirbelsäule arbeitete; daher der Name Pränatal-Therapie.

Um einen Weg zu finden, dem Menschen zu ermöglichen, dauerhafte Änderungen zum Guten hin zu erreichen, mußte er seine Perspektive über die körperlichen und psychologischen Ebenen hinaus erweitern. Als Folge davon erkannte er, daß jede Belastung und Krankheit letztlich aus einer unbewußten Anhaftung an die Vergangenheit entsteht, deren Quelle an den Anfängen des Lebens selbst liegt.

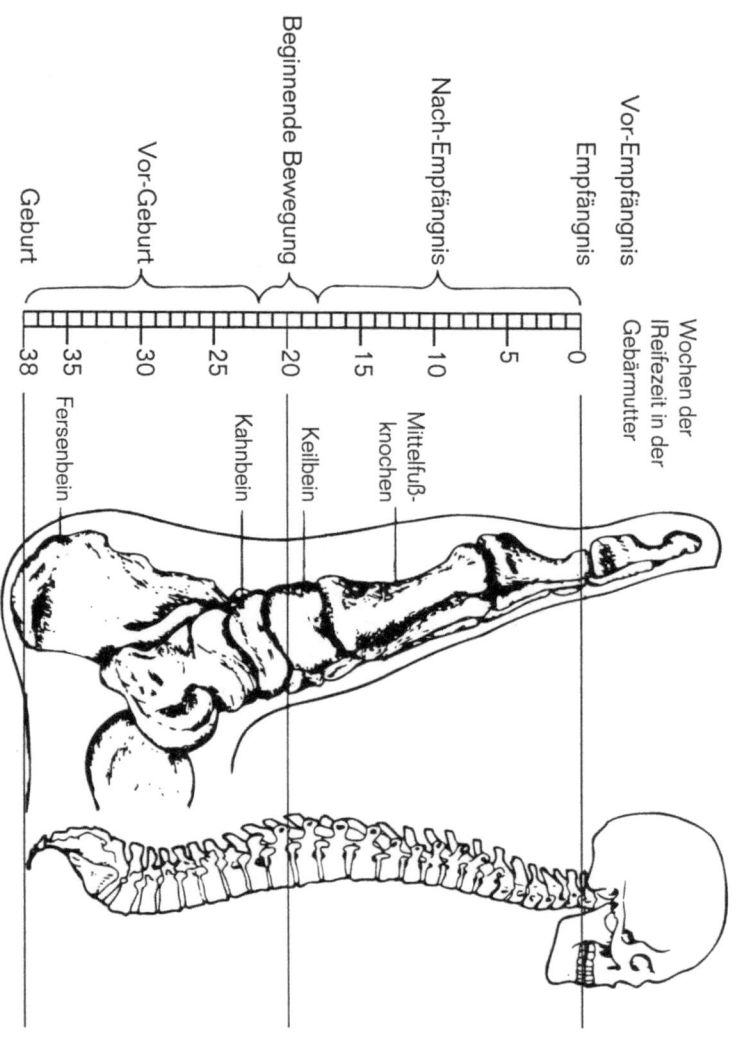

Wochen der
[R]eifezeit in der
Gebärmutter

Vor-Empfängnis
Empfängnis

Nach-Empfängnis

Beginnende Bewegung

Vor-Geburt

Geburt

0   5   10   15   20   25   30   35   38

Mittelfuß-
knochen

Keilbein

Kahnbein

Fersenbein

4 Das vorgeburtliche Muster nach Robert St. John

Metamorphose

Robert St. John nannte diese Arbeit später »Metamorphose« in Anerkennung der Tatsache, daß bei ihrer Anwendung radikale und weit reichende Änderungen in einer natürlichen Weise auftreten können, die ihren Ursprung im Innern des Menschen haben.

Der Begriff »Die Metamorphische Methode« wurde anschließend von Gaston Saint-Pierre geprägt, der 1977 Schüler von Robert St. John wurde und um diese Arbeit weltweit zu fördern 1979 die *Metamorphic Association* gründete, die 1983 unter der Nummer 32652 als gemeinnütziger Verein eingetragen wurde.

DAS VORGEBURTLICHE MUSTER

Robert St. John begann Mitte der 1950er Jahre, Kinder mit Lernbehinderungen zu behandeln, und es war dieser Bereich seiner Arbeit im Besonderen, der zu seinem Verständnis der Faktoren beitrug, die den Menschen davon abhalten, sein volles Potential zu verwirklichen. Dies Verständnis führte zu seiner Entdeckung der »Metamorphose«.

Er fand heraus, daß nebeneinander zwei dynamische Muster bestehen, die einen Einfluß darauf ausüben, wie wir sind, und er nahm an, daß es die Vorherrschaft eines dieser Muster ist, die Belastung und Krankheit verursacht. Auf der einen Seite kann der Mensch sich zurückziehen und sich vom Leben fernhalten (das afferente Muster), und auf der anderen Seite kann er sich zu gewaltsam hineindrängen (das efferente Muster). Robert St. John stellte fest, daß diese Tendenzen sich am ausgeprägtesten im Fall des autistischen Kind einerseits und dem Down-Syndrom-Kind andererseits zeigen. Das autistische Kind neigt dazu, sehr zurückhaltend zu sein, in Bezug auf neue Aktivitäten übermäßig zu zögern und entschieden abzulehnen, sich auf andere Menschen einzulassen. Im Gegensatz dazu neigt das Down-Syndrom-Kind dazu, ein sehr offener, sehr kontaktfreudiger Mensch zu sein, der äußerst stark daran interessiert ist, neue Gelegenheiten zu erforschen.

Robert St. John wurde klar, daß diese Muster in ihrer unausgeglichenen Form während des vorgeburtlichen Zeitraums entstehen. Es war offensichtlich, daß die erste Hälfte dieses Zeitraums mit seiner Betonung auf nach innen gerichtetem Wachstum das afferente Muster widerspiegelte, während die zweite Hälfte dieses Zeitraums mit seiner Betonung auf nach außen gerichteter Entwicklung das efferente Muster widerspiegelte.

Vom Augenblick der Empfängnis (siehe Abb. 4) bis zum Ende der ersten viereinhalb Monate des vorgeburtlichen Zeitraums (Nach-Empfängnis) ist das Wachstum des Embryos und des Fötus darauf gerichtet, sich als ein unabhängiges Individuum zu verwirklichen. Es ist die Zeit, in der zum Beispiel die Lungen gebildet werden. Ungefähr nach der Hälfte der vorgeburtlichen Periode findet ein Umschlagen von innerem Wachstum zu äußerer Erforschung und Entwicklung statt (Erste Kindsbewegungen) – ein Zeitpunkt, zu dem die Mutter oft zum ersten Mal die Bewegungen des Fötus in der Gebärmutter spürt. Während der letzten viereinhalb Monate beginnt der Fötus, sich auf das Leben in der Welt draußen, jenseits der sicheren Grenzen der Gebärmutter, vorzubereiten. Während dieses Stadiums (Vorgeburt) beginnen die Anfänge der Fähigkeiten zu Wechselbeziehung und Kommunikation aufzutauchen, da der Fötus anfängt, seine Umgebung zu erforschen und sich ihrer bewußt zu werden. Dieser ganze Wachstums- und Entwicklungsprozeß gipfelt im Augenblick der Geburt – eine Zeit großer Änderung, die bestimmt, wie der Mensch später im Leben reagiert, wenn er mit radikaler Änderung konfrontiert wird.

Später folgerte er, daß diese Muster sich ursprünglich zur Zeit der Empfängnis niederschlugen, als solche Einflüsse wie das genetische Erbe und andere weniger leicht zu bestimmende nichtmaterielle Einflüsse ins Spiel kamen.

Dieser einzigartige Zugang zu persönlichem Wachstum entwickelte sich aus einem Verlangen, ein Mittel zu entdecken, das dem Menschen ermöglicht, dauerhafte Änderungen zum Besseren auf körperlicher und psychologischer Ebene zu erreichen, und dabei einen Weg zu finden, der die Bedürfnisse von Kindern und Erwachsenen mit Lernbehinderungen einschließt.

Um für den Leser von echtem Nutzen zu sein, muß solch eine Methode allerdings nicht nur ihre Wirksamkeit als ein Werkzeug für persönliches Wachstum beweisen, sondern auch ihre Tauglichkeit, in die alltägliche Wirklichkeit der Hilfeleistung für Menschen mit Lernbehinderungen im Zusammenhang mit der gegenwärtigen

Hilfs- und Pflege-Situation integriert zu werden. Diese praktischen Themen werden in den folgenden Kapiteln behandelt.

WANDLUNG IN DER PRAXIS

Die Metamorphische Methode wird so genannt, weil sie auf natürliche und spontane Weise eine radikale Änderung, eine Umwandlung innerhalb des Menschen hervorbringen kann. Es ist ein Phänomen, das nicht nur bei einem Einzelnen sondern auch in einem Gruppenzusammenhang auftreten kann.

Es folgen einige Beispiele von den Arten von Änderungen, die ich bei Einzelnen wie auch bei Gruppen beobachtet habe, als ich die Methode anwandte. Die Absicht hinter der Verwendung dieser Beispiele besteht weder darin, Erwartungen zu wecken noch Ansprüche geltend zu machen, sondern einfach zu veranschaulichen, wie die zu Grunde liegenden Prinzipien dieser Arbeit in der Praxis funktionieren und um einige Vorstellungen von dem Potential dieser Arbeit in diesen oder ähnlichen Situationen zu vermitteln.

Das Bemerkenswerteste bei dieser Methode besteht darin, daß die meisten Menschen, die Sitzungen bekommen, das Erlebnis sehr entspannend und angenehm finden. Für manche bedeutet dies für sich genommen schon einen großen Schritt, denn es mag das erste Mal sein, daß sie sich jemals für mehr als ein paar Minuten hingesetzt haben.

Als ich damit begann, die Methode anzuwenden, arbeitete ich mit einer Klasse von sechs Schülern zwischen 14 und 19 Jahren, die großer Unterstützung bedurften. Es handelte sich um eine besonders unausgeglichene und anspruchsvolle Gruppe, die Jugendliche mit extrem unterschiedlichen Bedürfnissen umfaßte. Es war offensichtlich, daß unter diesen Bedingungen wenig, wenn überhaupt irgendein Unterricht und Lernen möglich war, solange das zu Grunde liegende Problem der Belastungen nicht behandelt wurde.

Anstatt uns damit zu erschöpfen, ständig umherzueilen und irgendetwas für die Gruppe zu tun, erkannten wir, daß es notwendig war, unsere Zeit damit zu verbringen, einfach mit den Schülern zusammen zu sein. So entschlossen wir uns (der Klassenlehrer, der Pfleger und ich), jede Woche mit der Gruppe in einer Ecke des Klassenzimmers auf Matten zu sitzen und für 10 –15 Minuten Entspannungsmusik zu hören. Allmählich führten wir Berührung an den Füßen ein und später die Metamorphische Methode. Die Gruppe genoß diese Sitzungen sehr und nach einigen Wochen weitete sich die Dauer dieser Sitzungen bis zu 45 Minuten aus.

Die meisten wurden ruhiger. Mit einigen nahm der Augenkontakt merklich zu. Sie waren mehr präsent, gingen direkter auf die anderen und auf ihre Umgebung ein. Es wurde berichtet, daß ein hyperaktives Mädchen angefangen hatte, in der Nacht durchzuschlafen, sehr zur Überraschung ihrer Heimpflegerin. Die Sitzungen boten uns, als Mitgliedern des Lehrerkollegiums einen Weg an, mit den Schülern zusammen zu sein, ohne Gefühle von Hilflosigkeit und Unzulänglichkeit hervorzurufen.

Diese Tendenz bei den Empfängern der Methode, ruhiger und entspannter zu werden, ist üblich, dem kann anschließend eine Freisetzung von Energie folgen, die wiederum zu einigen weitreichenden Änderungen führen kann. Zum Beispiel wurde ich in der gleichen Schule darum gebeten, eine wöchentliche Entspannungssitzung für eine Klasse von ungefähr acht Kindern zwischen 6 und 8 Jahren einzurichten. Auch hier wurde mit allen beteiligten Lehrern zuerst die Berührung der Füße und später die Metamorphische Methode eingeführt. Es geschah wieder das Gleiche. Die Kinder wurden viel ruhiger und die Sitzungen wurden sowohl bei den Lehrern als auch bei den Schülern immer beliebter.

Nach einigen Wochen trat eine dramatische Änderung ein. Ganz plötzlich schaltete ein Kind die Entspannungsmusik aus und holte alle Puzzle-Spiele aus einem Schrank heraus, dann holte ein anderes Kind Bücher von einem Buchregal herunter, wieder ein anderes stellte sich auf einen Tisch, und dann kam die Schulvorsteherin mit einem Besucher an! Solche Änderungen stellten direkt unsere Rolle als Lehrer in Frage und der Klassenlehrer bekam arge Zweifel über den Zweck der Sitzungen. Allerdings wurden die Dinge klarer, sobald wir unsere eigenen Veränderungen anerkannt hatten – zwei von uns sollten bald in andere Städte ziehen, ein anderer wollte den Beruf wechseln (es ist ein seltsames Phänomen daß die Anwender der Metamorphischen Methode ebenfalls dazu neigen, Veränderungen in ihrem Leben durchzumachen, die manchmal ziemlich radikal sein können). Wir erkannten bald, daß das, was hier tatsächlich vorging, positiv und aufregend war. Die Kinder waren bestrebt, Lern-Situationen für sich selbst herzustellen. Sie wurden nicht nur höchst motiviert zu spielen, zu lernen und mit ihrer Umgebung und anderen zu kommunizieren, sondern unternahmen gezielte Anstrengungen, um bestimmte Aktivitäten in Gang zu bringen. Sie verlangten besonders danach, Puzzles zu legen, sich hinzusetzen, um Bücher zu lesen, zu klettern und zu springen. Diese Aktivitäten wurden teils sofort, teils in den folgenden Wochen unterstützt und bis zum Ende des Schuljahres als Teil ihres regulären Unterrichts übernommen.

Es war besonders interessant, zu beobachten, wie die Kinder sich ihrer wirklichen inneren Bedürfnisse bewußt geworden waren, anstatt sich weiterhin auf jene zu verlassen, deren Handeln bloß auf Annahmen darüber beruht, was diese Bedürfnisse sein sollen. Gleichzeitig erschufen sie die Mittel, mit denen diesen auftauchenden Bedürfnissen entsprochen werden konnte. Uns Mitgliedern von Lehrerkollegium und Pflegepersonal war die Form unserer neuen Rollen trotz der plötzlichen und radikalen Natur der auftretenden Änderungen bald klar geworden und erschien uns dem Zweck zu entsprechen.

Es ist wert, dieses besondere Beispiel weiter zu untersuchen, weil es viel über die Natur von Wandlung an sich enthüllt.

Metamorphose oder Wandlung geht mit einer radikalen Änderung der Form oder Gestalt einher, und die Energie, die gebraucht wird, um solch eine Änderung hervorzubringen, kommt aus dem

Inneren des Menschen (oder der Gruppe). Alles, was notwendig ist, diesen Prozeß zu unterstützen, ist die Anwesenheit eines Katalysators.

Vor den Sitzungen verließen sich die Kinder sehr darauf, daß die Lehrer ihre Bedürfnisse ermittelten und ihnen strukturierte Unterrichtsstunden anboten, die diesen Bedürfnissen, wie die Lehrer sie wahrnahmen, entsprachen. Zu der Zeit war dies eine vollgültige Methode, wenn man davon ausgeht, daß es den Kindern an der Fähigkeit mangelte, ohne solche Unterstützung zu lernen. Es ist wichtig, hier anzumerken, daß der Beweggrund für den Lernprozeß weitestgehend von den Lehrern kam, die ihn durch Auffordern und Ermuntern in Gang hielten.

Im Lauf der Sitzungen begann die Motivation für das Lernen jedoch ganz spontan aus dem Innern der Kinder selbst aufzutauchen. Folglich mußte sich der ganze pädagogische Ansatz verändern, um dieser Verschiebung im Motivations-Aspekt des Lernprozesses gerecht zu werden. Aber wie kam diese Verschiebung eigentlich zu Stande?

Indem wir die Sitzungen bereitstellten, fungierten wir als Katalysatoren, indem wir wirksam das Festhalten des Kindes an der Vergangenheit und an den mit ihr verbundenen Einflüssen auf seine gegenwärtige Seinsweise auflockerten. Wir haben schon im vorigen Kapitel gesehen, daß solche Einflüsse im Grunde während der prägenden neun Monate der Reifezeit in der Gebärmutter entstehen. Es ist dieses Festhalten an dieser vorgeburtlichen Zeitperiode (auf einer unbewußten Ebene), das durch diese Arbeit gelockert wird.

Indem das Kind die Möglichkeit erhielt, seinen Griff auf die Vergangenheit zu lösen, wurde Energie, die an die Aufrechterhaltung der alten Seinsweise gebunden war, für die Erschaffung einer gänzlich neuen Seinsweise verfügbar; daher die Freisetzung von Energie und die neugefundene Motivation. Dies kann (wie im obigen Beispiel) in einem Augenblick geschehen, aber des Öfteren besteht die Tendenz dazu, daß es sich über einen längeren Zeitraum hinzieht.

Das alte Muster hatte den Bedarf nach bestimmten Formen/ Strukturen/Ansätzen hervorgebracht, und als ein neues Muster auftauchte, wurde der Bedarf nach neuen Formen/Strukturen/Ansätzen offensichtlich.

Von den gegenwärtigen Theorien der Gruppendynamik und über unseren eigenen gesunden Menschenverstand wissen wir, daß, sobald sich ein Individuum in einer Gruppe verändert, dies in einem größeren oder geringeren Ausmaß eine Wirkung auf alle anderen Mitglieder der Gruppe ausübt. Dieser »Domino-Effekt« tritt auf, ob es sich um eine Gruppe handelt, die sich einmal pro Woche trifft, oder um eine eng verbundene Familie. Genauer gesagt, je näher und tiefer die Mitglieder einer Gruppe miteinander verbunden sind, umso tiefgreifender ist voraussichtlich der Einfluß.

Die Teilnahme von Mitgliedern der entsprechenden Gruppe am Geben und Empfangen von Sitzungen der Metamorphischen Methode ermöglicht es der Gruppe als Ganzes, mit den Auswirkungen solcher Änderungen kreativ umzugehen. Im obigen Beispiel verschafften die Sitzungen uns, den Lehrern und Leitern, die Gelegenheit, einen Schritt von unseren üblichen Reaktionsweisen zurückzutreten und damit den Transformationsprozeß zu fördern. Es war für uns leichter, darauf zu vertrauen, daß der Wachstumsprozeß, während er zugegebenermaßen für eine Weile chaotisch aussah, tatsächlich eine wesentlich weiter entwickelte Situation hervorbringt als vorher geherrscht hatte.

Nachdem ich bemerkt hatte, daß die Wahrnehmung ihrer eigenen Bedürfnisse und der inneren Mittel, um diese Bedürfnisse zu befriedigen, deutlich zugenommen hatte, kam mir in den Sinn, daß die Metamorphische Methode auch bei der Erleichterung von Diensten für Erwachsene mit Lernbehinderungen einen Beitrag leisten könnte.

Im Lauf der Jahre, in denen ich diese Methode Einzelnen und Gruppen in mehreren Tagesstätten und Heimen beigebracht hatte, habe ich beobachtet, daß diejenigen, die Sitzungen erhalten, sich oft für Änderungen in der Pflegeleistung in ihren Tagesstätten und/oder Heimsituation öffnen oder diese Änderungen selbst in Gang setzen.

Solche Änderungen können unmittelbar und offensichtlich sein, wie im Fall einer Frau, die, sobald ihre Sitzung vorbei war, hinausging, um sich zum ersten Mal einer Gärtnergruppe anzuschließen. Manchmal führen Menschen eine grundlegendere Änderung in der ihnen angebotenen Pflegeleistung herbei, da sie sich ihrer sich wandelnden Bedürfnisse bewußt werden. Solchen Änderungen kann anfänglich ein deutlich regressiver Zeitraum vorausgehen, bevor eine Vorwärtsbewegung auftreten kann.

Zum Beispiel bat eine Frau in ihren Dreißigern (die auch eine körperliche Behinderung hatte) um regelmäßige Sitzungen, die sie sehr genoß. Aber nach einigen Wochen begann ihre Abhängigkeit von der Pflege zuzunehmen und es fehlte ihr offenbar die Motivation, für sich verantwortlich zu sein, sehr zur verständlichen Frustration ihres Hauptpflegers. Es wurde bekannt, daß ihre Lage im Heim zunehmend schwieriger wurde – sie wohnte mit einem Heimpfleger und zwei anderen Bewohnern zusammen, von denen sie einen als sehr störend empfand. Sie begann auch zeitweilig, Schmerzen in ihren Armen zu spüren, die ihr ihre körperliche Behinderung heftig bewußt machten.

Nachdem sie weitere Sitzungen bekommen hatte, gab es eine plötzliche Vorwärtsbewegung. Sie drückte den Wunsch aus, für einen Teil der Woche ein Tagesheim für Menschen mit körperlichen Behinderungen zu besuchen (und gleichzeitig weiterhin zu dem Zentrum zu gehen, das sie bereits besuchte), von dem sie das Gefühl hatte, daß es besser geeignet war, ihre Kenntnisse in den besonderen Handwerksaktivitäten zu entwickeln, an denen sie interessiert war und ihr auch ermöglichte, ihren gegenwärtigen Kontakt zu anderen Menschen auszuweiten. Sie bat auch darum, umziehen zu können. Dies wurde in den nächsten Wochen bewerkstelligt, und zudem benutzt sie jetzt öffentliche Verkehrsmittel, um beide Tagesheime zu besuchen, während sie davor darauf angewiesen war, daß man sie hin- und zurückbrachte. Dieses Beispiel veranschaulicht auch, wie innere Änderungen bei einem Menschen zu einer Änderung in seinem Umfeld führen können.

Nach einer Sitzung erleben manche Menschen zuweilen eine vorübergehende Periode von Desorientierung oder Verwirrung, da sie sich auf die Veränderungen, die in ihrem Inneren stattfinden, einstellen und sie in ihren Alltag integrieren. Solche Gefühle können von ein paar Minuten bis hin zu ein oder zwei Tagen andauern. Aber es hat sich gezeigt, daß jeder Mensch, unabhängig davon, wie groß die Veränderungen sind, immer in der Lage ist, damit fertig zu werden, weil die Freisetzung von Energie in dem Maß geschieht, wie der Mensch die Fähigkeit besitzt, sie zu bewältigen. Es handelt sich dabei um eine natürliche Freisetzung, eine, die nicht erzwungen wurde. Während das, was sich auf der Oberfläche zeigt, anfänglich als Herausforderung erscheinen mag, erweist sich die zu Grunde liegende Veränderung immer als eine Wandlung zum Guten.

Diejenigen, die ein echtes Verlangen haben, sich zu ändern, neigen dazu, bereitwilliger auf diese Arbeit zu reagieren. Wenn jemand zum ersten Mal um eine Sitzung bittet, erkennt er offen die Notwendigkeit an, daß sich in seinem Leben etwas ändert. Er ist mit dem, was ihm zur Verfügung steht, so weit gegangen, wie er konnte und möchte jetzt weiter gehen. Was er benötigt, ist das Mittel, mit dem er seine Bedürfnisse zu Notwendigkeiten aufwerten und sich an das anschließen kann, was auch immer sonst noch in ihm an inneren Kraftpotentialen schlummert, um so einen weiteren Schritt nach vorn tun zu können. Die Metamorphische Methode bietet ihm einen Weg an, genau das zu tun.

Im Allgemeinen habe ich festgestellt, daß Kinder dazu neigen, ein größeres Tempo an Veränderung an den Tag zu legen als Erwachsene, was nicht überraschen sollte, da Erwachsene oft bis zu dreißig, vierzig oder fünfzig Jahre lang von anderen abhängig gewesen sind. Die zu Grunde liegenden Muster von Belastung hatten genug Gelegenheit, sich im Erwachsenen mehr zu verfestigen, während sie bei Kindern noch flexibel sind; d.h. Kinder haben in der Regel eine größere Fähigkeit, aus diesen Mustern auszusteigen, da sie sich erst vor verhältnismäßig kurzer Zeit gebildet haben und sich daher weniger tief festsetzen konnten.

Oft erscheinen die Änderungen, die von Woche zu Woche auftreten, sehr fein und kaum bemerkbar zu sein, und erst nach mehreren Wochen oder sogar Monaten wird das volle Ausmaß der endgültigen Veränderungen deutlich. Häufig habe ich mich während dieser Zeiten gefragt, ob der jeweilige Mensch irgendeinen Nutzen daraus zieht. Aber es ist immer offensichtlich, daß alle sehr motiviert sind, Sitzungen zu bekommen, und daß sie sie eindeutig als entspannend und wohltuend empfinden.

Zum Beispiel bat ein Mann um wöchentliche Sitzungen, als er anfing, an Wochenenden in Kurzzeitpflege außerhalb des Elternhauses zu gehen – eine Veränderung, die viel Kummer verursachte. Es war eine notwendige Änderung, weil seine Eltern auf Grund ihrer fortgeschrittenen Jahre nicht mehr in der Lage waren, den Standard an Unterstützung aufrechtzuerhalten, den er benötigte.

In einer Woche wollte er seine Füße nicht machen lassen, was mich überraschte, weil er bis dahin sehr darauf erpicht gewesen war, regelmäßig Sitzungen zu bekommen. In der folgenden Woche begann er wieder, zu Sitzungen zu kommen. Ich erfuhr, daß die Woche, in der er nicht kam, mit der Woche zusammenfiel, die er gelegentlich ganz bei seinen Eltern verbrachte. Damit wurde klar, daß er die Sitzungen benutzte, um ihm zu ermöglichen, mit den Veränderungen fertig zu werden, die in seinem Leben auftraten.

Viele Menschen bitten um Sitzungen in schwierigen Zeiten, oft dann, wenn sie im Zusammenhang mit dem Übergang von einem Leben in Abhängigkeit zu einem Leben in größerer Selbstständigkeit emotionale Probleme erleben, z. B. wenn sie das Elternhaus verlassen, oder in einer Zeit schmerzlichen Verlustes.

Veränderungen in den Abhängigkeitsmustern ereignen sich sehr oft bei Menschen, die regelmäßig Sitzungen bekommen, da sie nicht nur für ihre eigenen Bedürfnisse sondern auch für ihre eigenen inneren Kraftpotentiale empfindlicher werden.

Manchmal kommen Klienten zu Sitzungen in einem Zustand tiefer Abhängigkeit oder Hilflosigkeit. Nach einer Reihe von Wochen oder Monaten beginnt sich dies zu ändern. Statt sich weiterhin als »Opfer von Umständen« zu sehen, beginnen sie, bestimmte Änderungen in ihren Leben in Gang zu bringen; wo nötig, machen sie auf kreative Weise Gebrauch von verfügbaren Einrichtungen und Hilfen. Es findet ein Wechsel statt von der bloßen Reaktion auf Umstände und Situationen zum Handeln, um eine Änderung herbeizuführen, die auf das Fundament ihres eigenen wahren Selbst gegründet ist.

Ich habe beobachtet, daß einige Menschen mit körperlichen Behinderungen beweglicher werden, was entweder spontan auftritt oder sie fangen an, verfügbare Unterstützung wie Physiotherapie tatsächlich in Anspruch zu nehmen, was wiederum zu größerer Beweglichkeit führt. Dies tritt nicht mit jedem auf, aber selbst in diesen Fällen neigen diese Menschen oft dazu, statt sich durch die Grenzen ihrer Behinderung eingesperrt zu fühlen, Veränderungen innerhalb dieser Beschränkungen in Gang zu bringen. Eine neue Bejahung kommt sozusagen ins Bild.

Zum Beispiel beharrte eine sehr entschlossene Frau, die sich ihrer Schwierigkeit beim Gehen sehr bewußt war, auf regelmäßigen Physiotherapiesitzungen, um sicherzustellen, daß sie beweglich blieb. Aber sie mußte schließlich auch ihre Grenzen erkennen, und beschloß – nachdem ihre Behinderten- und Beweglichkeits-Beihilfe bewilligt war – in ein »Elektromobil« zu investieren, so daß sie zur lokalen Post und zum Einkaufen fahren konnte.

Dieser Wechsel von Hilflosigkeit zu Selbstverantwortung kann manchmal ziemlich drastisch und plötzlich ausfallen.

Zum Beispiel beanspruchte eine Frau, die an einer »Fußmassage«-Gruppe in einem Tagesheim für Erwachsene mit Lernbehinderungen teilnahm (sie selbst litt unter Sehschwäche und Schwerhörigkeit), normalerweise ein großes Maß an Unterstützung, um sich von ihrem Aufenthaltsraum zu dem Zimmer am anderen Ende des Gebäudes bringen zu lassen, in dem die Gruppensitzung stattfand. Am Ende der Sitzung, nachdem eine befreundete Klientin ihr die Füße gemacht hatte, stand sie unerschrocken auf, sagte »Also dann, ich bin weg!«, ergriff ihre Handtasche und machte sich auf, allein zu ihrem Aufenthaltsraum zurückzukehren.

Jedoch können scheinbar kleine Veränderungen einen großen Wandel in der Haltung von Menschen offenbaren, da sie Verbindung mit ihrem inneren Selbst aufnehmen und beginnen, ihre eigene Kraft zu schätzen. Ich bin von solchen Änderungen immer mehr beeindruckt.

Jemanden mit mehrfachen Behinderungen oder einen sehr zurückgezogenen Menschen, der bisher äußerst zurückhaltend war und einen solchen Kontakt fürchtete, zu beobachten, wie er seinen Fuß ausstreckt, ist nicht nur ein Erfahrung für den Metamorphiker, die ihn bescheiden werden läßt, sondern es bezeugt auch eine größere Veränderung, die direkt aus dem Kern des Wesens dieses Menschen entsprungen ist. Für den betreffenden Menschen kann es das Ende eines lang andauernden oder sogar lebenslangen Zeitraums der Isolierung, des vollständigen Verlusts der eigenen Kraft und den Anfang der Erschaffung eines neuen Lebens mit sich ständig erweiternden Horizonten kennzeichnen.

Und das ist es, worum es bei der Metamorphose, der Umwandlung, überhaupt geht. Es geht darum loszulassen. Und da man losläßt, so zu sein, wie man bisher war, wird Energie freigesetzt, und gleichzeitig eröffnen sich Möglichkeiten für positive und kreative Veränderung. Dies gilt für Menschen mit Lernbehinderungen genau so wie für irgendjemanden sonst.

DIE PRAXIS

Bei der Metamorphischen Methode wird ein Kontakt zu den Füßen, den Händen und dem Kopf hergestellt.

Die Arbeit an den Füßen bringt eine Veränderungs-Bewegung in den Menschen hervor. Die Arbeit an den Händen befähigt den Menschen, die Veränderungen, die stattfinden, zu handhaben und die Arbeit am Kopf hilft dem Menschen, zu verstehen und einen Sinn in dem zu erkennen, was in seinem Leben geschieht (siehe Abb. 5).

Im Allgemeinen empfiehlt es sich, die Arbeit an den Füßen nicht über eine Stunde pro Woche auszudehnen, weil dies sonst zu einer zu großen Veränderung führen kann, die sich in Gefühlen von Verwirrung zeigt. Dies bezieht sich allerdings nicht auf Kinder. An den Händen und am Kopf kann so lang und so oft gearbeitet werden, wie der Empfänger es wünscht.

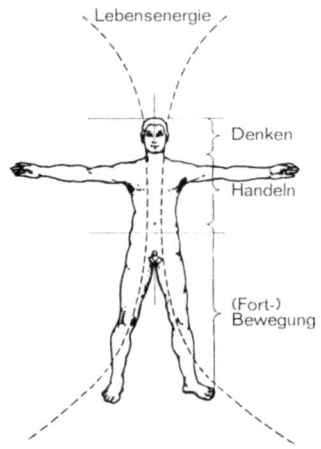

5 Das Bewegungs- Handlungs- und Denk-Zentrum

ARBEIT AN DEN FÜSSEN

Beginne damit, daß du dich im rechten Winkel zu dem Menschen setzt, der eine Sitzung bekommen möchte, wobei sein rechter Fuß auf einem kleinen Handtuch oder Kissen auf deinem Schoß liegt. Wir nehmen diese Stellung ein, um eine Haltung der Nicht-Einmischung zu vermitteln. Auf diese Weise sind wir »nicht im Weg«. Es wäre schwierig, unbeteiligt zu bleiben, wenn wir dem Menschen gegenüber säßen.

Wir nehmen aus zwei Gründen die ganze Sitzung hindurch eine Haltung ein, die wir »die Haltung des Belassens« nennen:

Erstens um sicherzustellen, daß wir nicht unabsichtlich den natürlichen Heilungs- und Wachstumsprozeß stören oder behindern, der durch diesen Kontakt gefördert wird. Obwohl eine Sitzung üblicherweise eine entspannende Erfahrung ist, ist es nicht unser Ziel, Spannung abzubauen. Noch ist es unser Bestreben, den Menschen anzuleiten oder ihm Ratschläge zu erteilen, obwohl wir natürlich aufmerksam und mit Mitgefühl zuhören und uns erlauben müssen, seine Schwierigkeiten und Probleme wahrzunehmen. Anstatt zu versuchen, den Menschen in einer besonderen Weise zu ändern, ermöglichen wir durch diese Arbeit dem Menschen, sich selbst (zum Guten hin) zu verändern.

Zweitens können sehr empfindliche Menschen manchmal Schmerzen und Spannungen von dem Menschen aufnehmen, mit dem sie arbeiten. Indem wir in der Haltung des Belassens bleiben, nehmen wir die Last der Belastungen des Menschen nicht auf uns.

Die Sitzung kann auf einem Sofa gegeben werden. Wenn du Stühle benutzt, sorge dafür, daß du als Metamorphiker wenn möglich auf einem Stuhl ohne Armlehnen sitzt, so daß du frei und ohne Einschränkung arbeiten kannst. Manchmal kann es praktischer sein, auf Matten auf dem Fußboden zu arbeiten, besonders wenn du mit kleinen Kindern oder Menschen mit mehrfacher Behinderung arbeitest. Eine Sitzung kann auch jemandem gegeben werden, der in einem Rollstuhl sitzt oder auf einem Bett liegt. Es macht keinen Unterschied, solange der Metamorphiker sich im rechten Winkel zum Klienten befindet und es beide bequem haben.

Wir fangen mit dem rechten Fuß an, weil es heißt, daß sich hier das widerspiegelt, was im Leben des Menschen gegenwärtig vorgeht; der linke Fuß spiegelt das Potentielle wider. Diese »rechter Fuß zuerst«-Regel ist nicht verbindlich, also zwinge es dem Klienten nicht auf, wenn er darauf besteht, daß der linke Fuß zuerst gemacht wird. In der Praxis hat es sich zum Beispiel gezeigt, daß überaktive Kinder dazu neigen, darum zu bitten, daß der linke Fuß zuerst drankommt.

Es ist eine gute Idee, bevor du anfängst einen Augenblick damit zu verbringen, dich zu zentrieren und alle Gedanken des Tages beiseite zu lassen. Nimm den Fuß fest in beide Hände. Streiche mit deinen Händen über den ganzen Fuß. Eine feste Berührung verhindert alle Kitzelgefühle. Laß deine Hände über den ganzen Fuß gleiten, über den Fußrücken, die Knöchel, die Sohle, die Zehen und die Ferse.

Beginne dann mit den Fingern und Daumen sanft an den Reflexzonen der Wirbelsäule vom großen Zeh bis zur Ferse zu arbeiten (siehe Abb. 6). Die Reflexzonen der Wirbelsäule laufen in einer Linie von der Seite des großen Zehs entlang dem Knochenrand auf der Innenseite des Fußes bis unterhalb des Knöchels und enden an der Ferse (da die Lage der Reflexpunkte hier schwieriger auszumachen ist, kannst du über den ganzen gepolsterten Bereich an der Seite der Ferse arbeiten). Schenke auch den Reflexpunkten an den Ecken des großen Zehennagels Aufmerksamkeit.

Benutze so viele Finger, wie du möchtest, mit jeder Art von Bewegung oder Druck, mit denen du dich wohl fühlst. Überlasse es deinen Fingern, sich spontan zu bewegen. Du kannst eine Kreisbewegung, oder eine Vibrations-Bewegung anwenden, oder deine

Finger vor und zurück gleiten lassen. Mach einfach das, was sich richtig anfühlt. Arbeite von Zeit zu Zeit über den Spann.

Während der Sitzungen spüren einige Metamorphiker das Bedürfnis, zu gähnen, zu niesen, zu seufzen oder zu rülpsen. Unterdrücke diese Gefühle nicht, sondern ermutige sie, da sie ein Zeichen dafür sind, daß Energie freigesetzt wird. Du magst ein Prikkeln spüren, das deine Arme hinauf geht, während du arbeitest, oder deine Hände werden schwer; dabei handelt es sich auch um Energie, die von dem Menschen freigesetzt wird, der die Sitzung bekommt. Schüttle deine Arme, wenn dies geschieht, damit die Energie nicht in deinen Körper geht. Vielleicht überkommt dich auch ein Gefühl der Erschöpfung. In diesem Fall ist es nötig, dich zu vergewissern, daß du zentriert bist. Einige Menschen erleben diese Symptome, andere nicht.

Du kannst an einem Fuß bis zu 20 oder 30 Minuten arbeiten, bevor du mit dem anderen Fuß weitermachst. Beende die Arbeit, indem du noch einmal über den ganzen Fuß streichst und lasse dann allmählich los.

Wasche danach deine Hände mit kaltem Wasser.

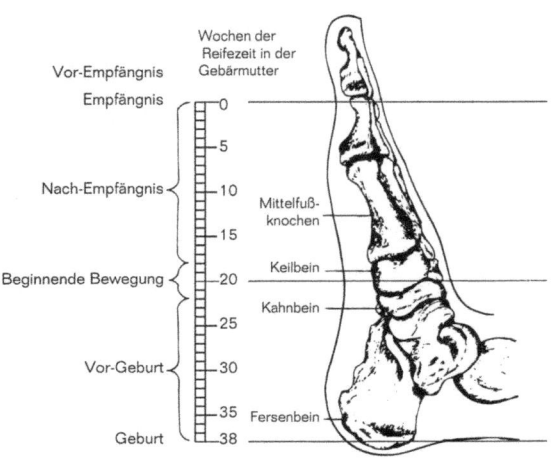

6 Der Fuß im Verhältnis zum vorgeburtlichen Muster

ARBEIT AN DEN HÄNDEN

Fange damit an, daß du die Hand des Klienten nimmst und sie auf ein kleines Handtuch oder Kissen auf deinem Schoß legst. Vergewissere dich, daß ihr beide bequem sitzt.

Arbeite dann auf die gleiche Weise wie an den Füßen; beginne an der äußeren Ecke des Daumens und arbeite hinunter bis zum Handgelenk und über die Oberseite des Handgelenks (siehe Abb. 7). Mache das 5 bis 10 Minuten lang. Beende es, indem du ein paar Mal über die Seite des Daumens streichst und löse behutsam deine Hände von der Hand des Klienten. Mache dann weiter mit der anderen Hand.

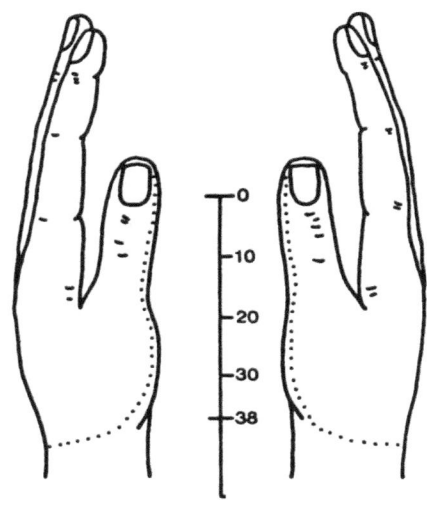

7 Die vorgeburtlichen Reflexzonen an der Hand

ARBEIT AM KOPF

Um am Kopf zu arbeiten, mußt du hinter deinem Klienten stehen können. Stütze die Stirn mit einer Hand und arbeite sanft mit den Fingern der anderen Hand wie zuvor mit einer leichten Bewegung.

Arbeite von der Schädelmitte hinunter bis zum Nacken und am Schädelrand entlang und hinauf bis zur Spitze der Ohren (siehe Abb. 8). Du kannst dies 5–10 Minuten lang machen.

Sorge dafür, daß die Bewegung sehr sanft ist. Es sollte nicht dazu führen, daß der Kopf sich bewegt oder am Haar gezogen wird.

Beende die Arbeit, indem du behutsam deine Hand vom Kopf des Klienten wegziehst. Wenn du möchtest, kannst du die Schulter des Klienten leicht berühren, um ihn wissen zu lassen, daß du fertig bist.

Einige Menschen befinden sich am Ende der Sitzung in einem tief entspannten Zustand. Wenn das so ist, störe sie nicht. Sie kommen üblicherweise nach ein paar Minuten daraus zurück.

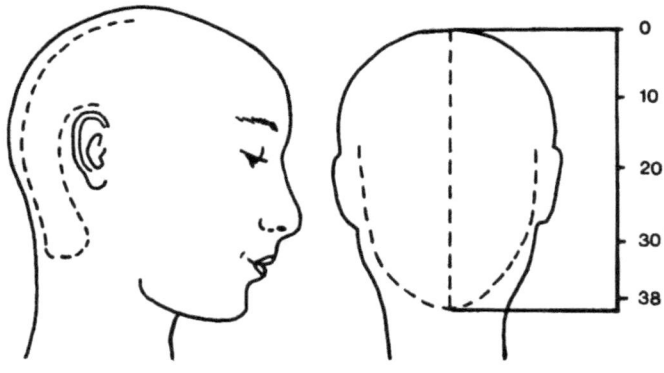

8 Die vorgeburtlichen Reflexzonen des Kopfes

DIE PRAXIS IN BILDERN

Arbeit an den Füßen

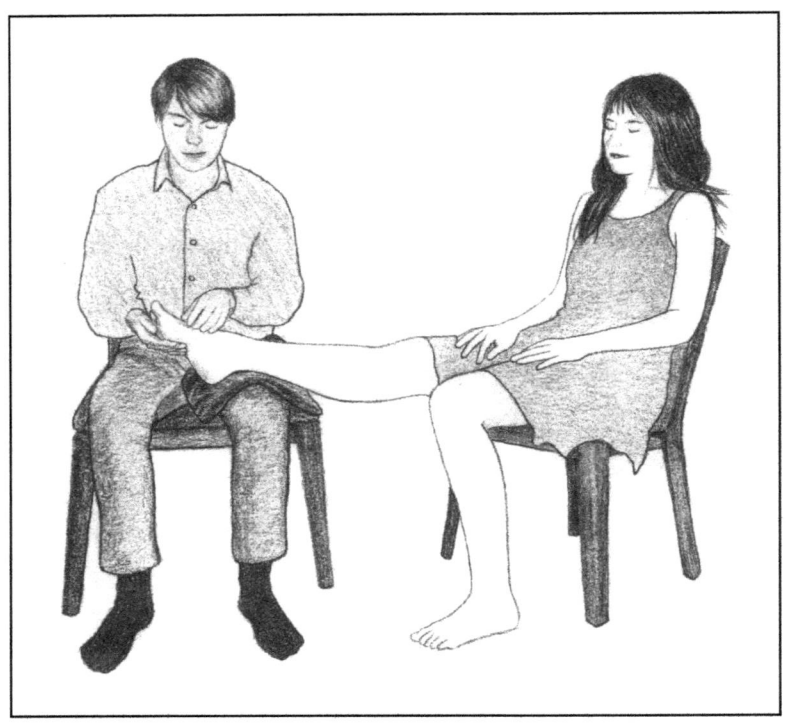

9 Setze dich im rechten Winkel zu dem Menschen, der eine Sitzung bekommen möchte, und lege seinen rechten Fuß auf deinen Schoß.

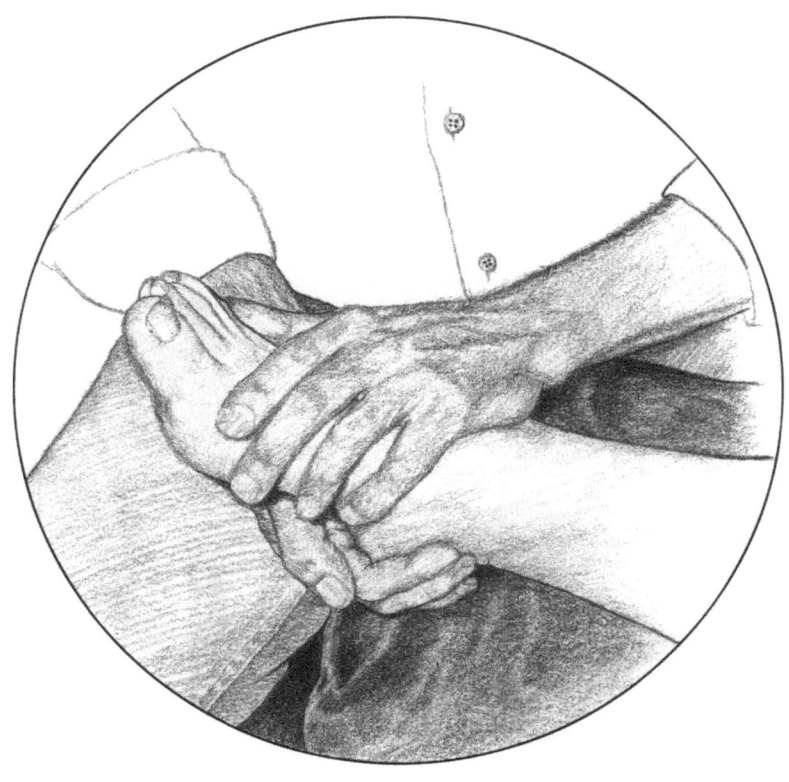

10 Nimm den Fuß fest in beide Hände.
Streiche mit deinen Händen über den ganzen Fuß.

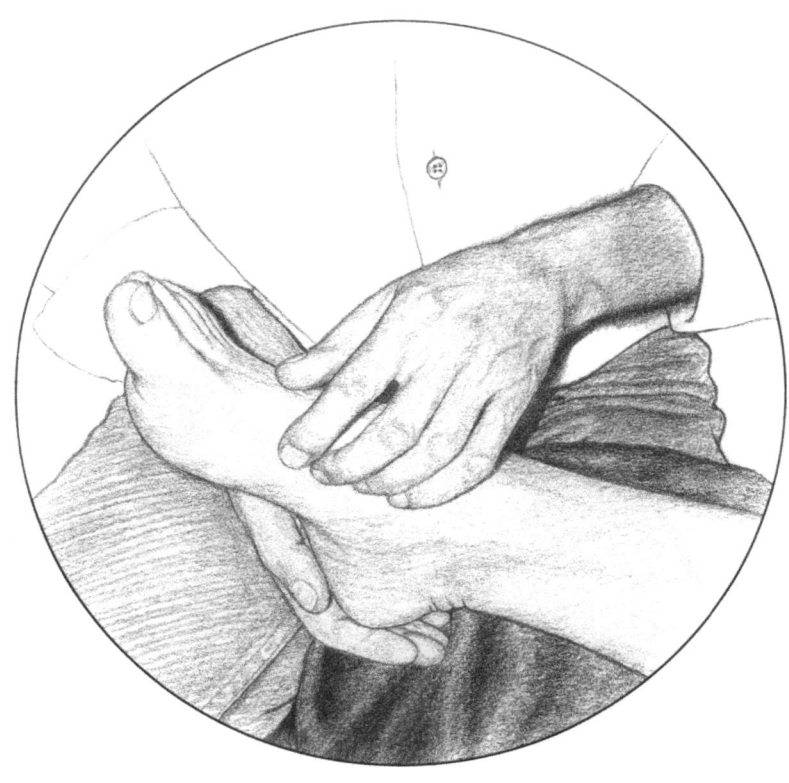

11 Beginne dann mit deinen Fingern und Daumen
an den Reflexzonen der Wirbelsäule vom großen Zeh
bis zur Ferse hinauf und hinunter zu arbeiten.

110

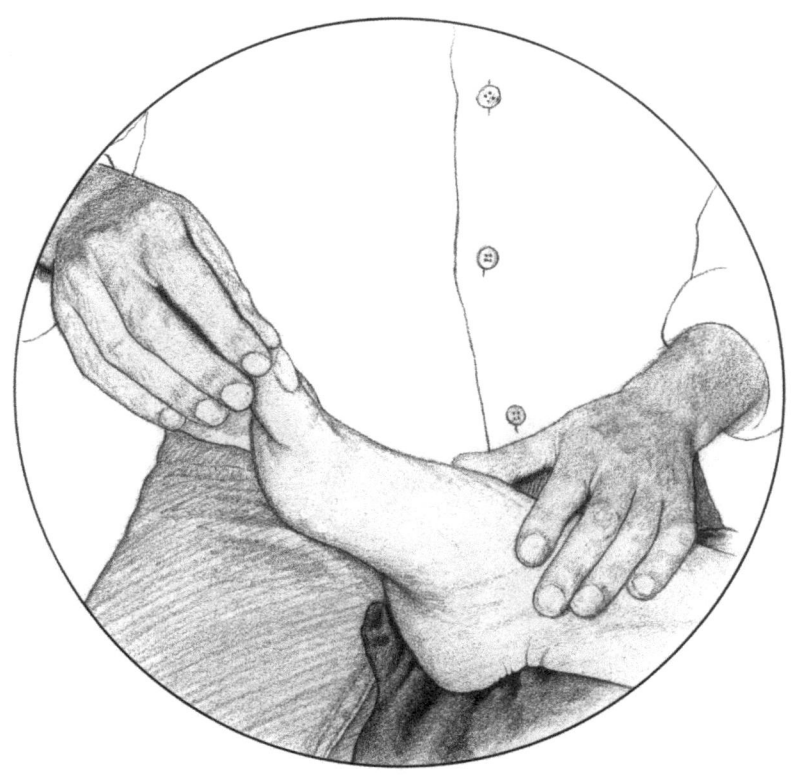

*12 Schenke auch den Reflexpunkten
an den Ecken des großen Zehnagels Aufmerksamkeit.*

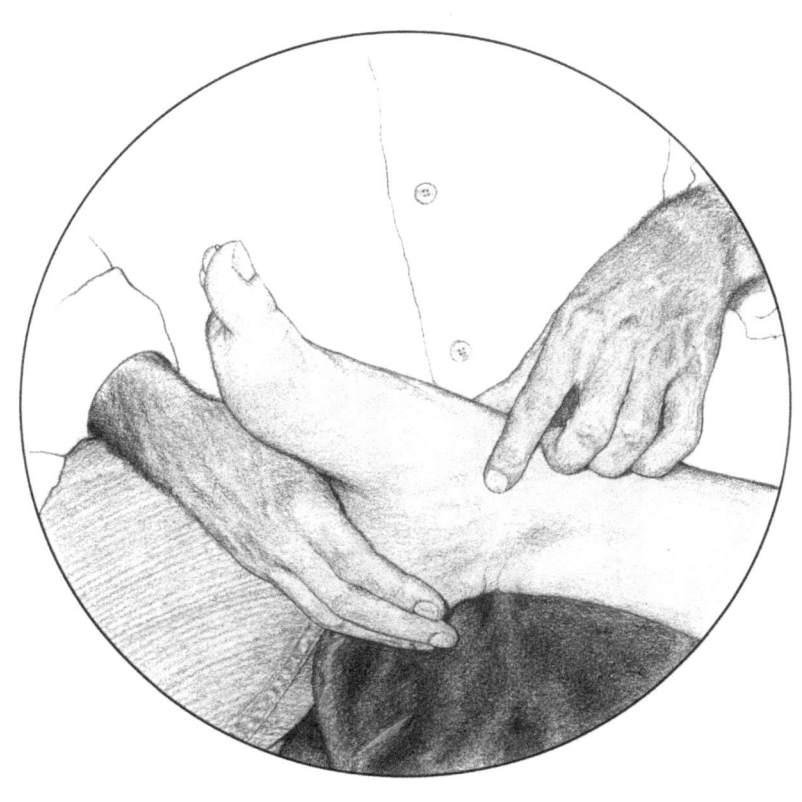

13 Arbeite von Zeit zu Zeit über den Spann.

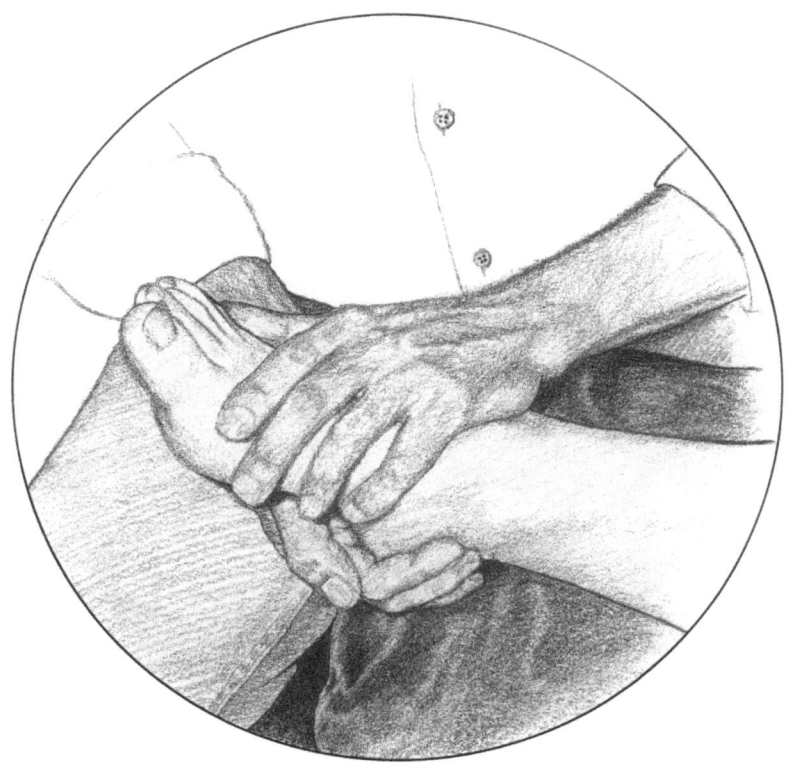

14 Beende die Arbeit, indem du noch ein paar Mal über den ganzen Fuß streichst, bevor du mit dem anderen Fuß weitermachst (bis zu 20–30 Minuten an jedem Fuß).

Arbeit an den Händen

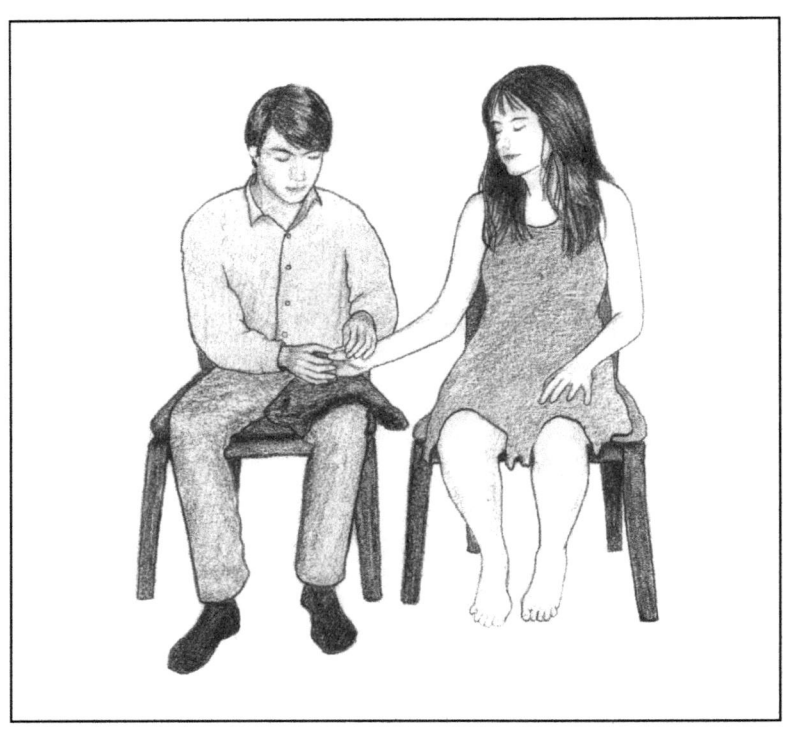

15 Fange damit an, dass du die Hand des Klienten nimmst, …

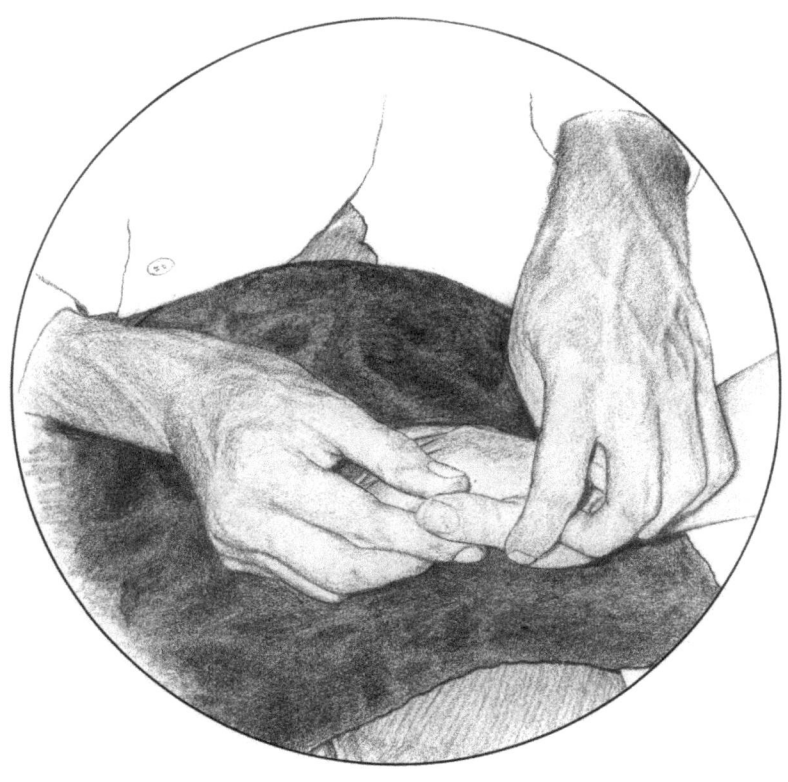

16 ... *arbeite dann auf die gleiche Weise wie an den Füßen;*
beginne an der äußeren Ecke des Daumens
und arbeite hinunter bis zum Handgelenk...

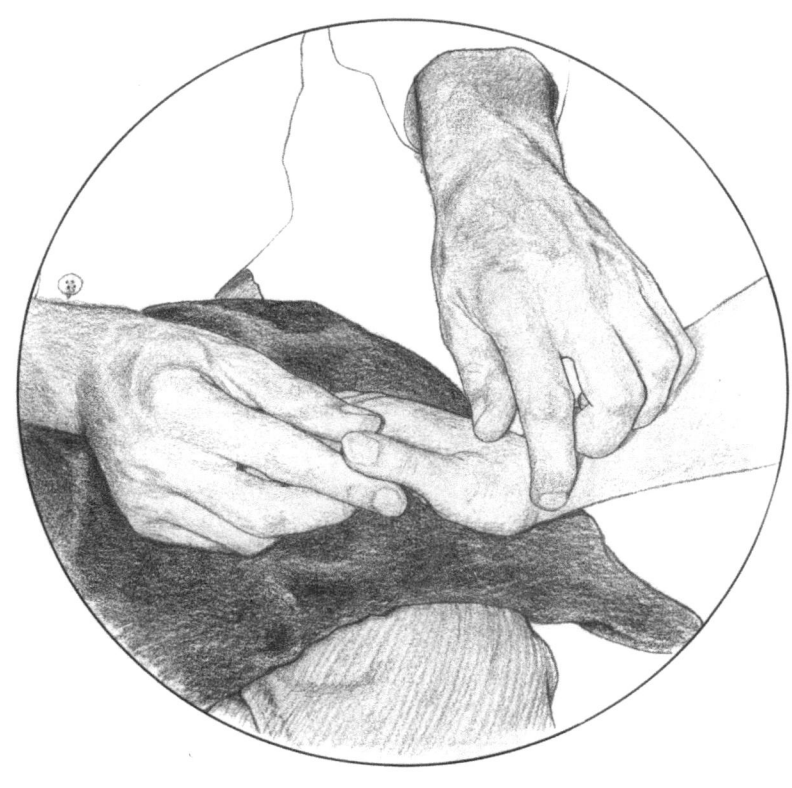

17 ... und über die Oberseite des Handgelenks. Beende es,
indem du ein paar Mal über die Seite des Daumens streichst
und nimm dann die andere Hand (pro Hand 5–10 Minuten oder länger).

Arbeit am Kopf

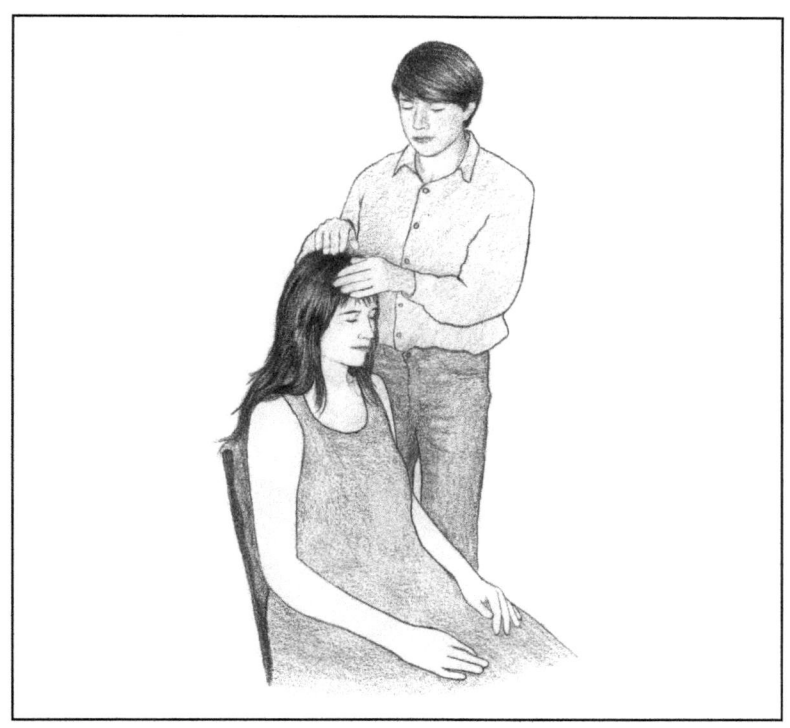

18 Stelle dich hinter deinen Klienten. Stütze die Stirn mit einer Hand.

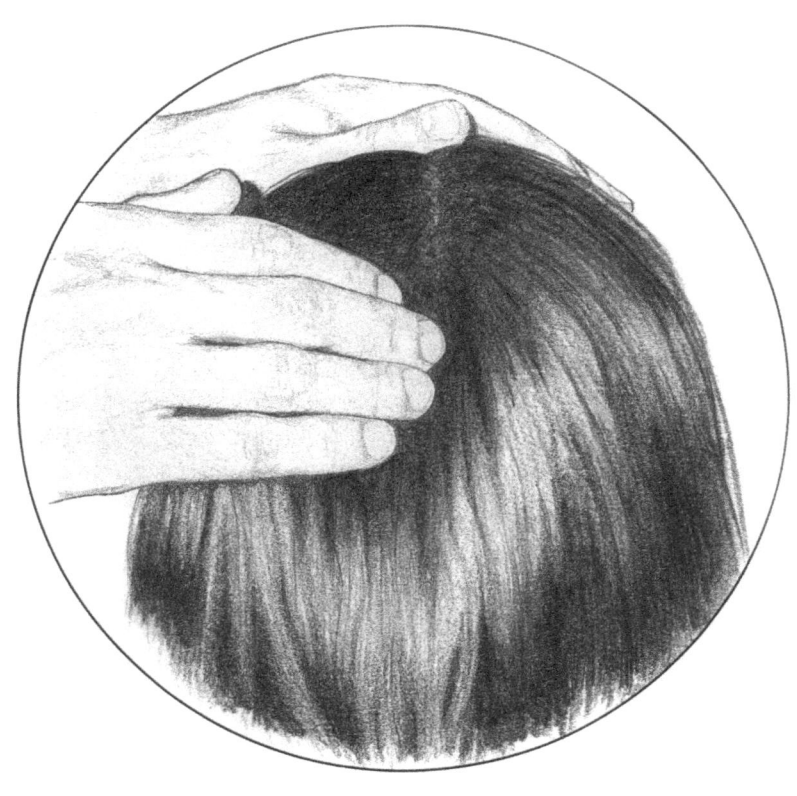

19 Arbeite von der Schädelmitte hinunter bis zum Nacken…

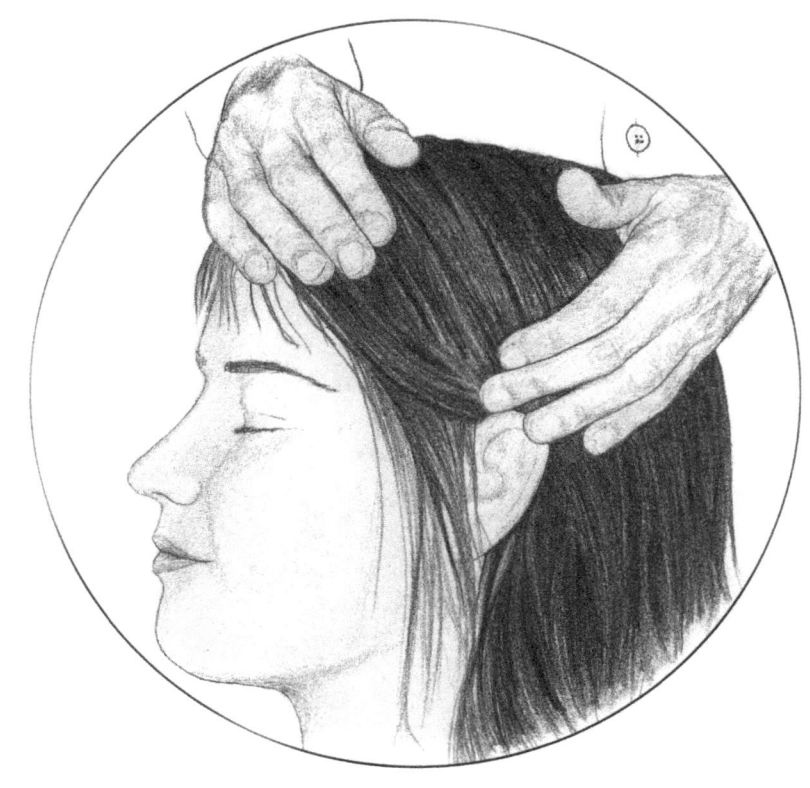

*20 ... dann am Schädelrand entlang und hinauf
bis zur Spitze der Ohren (5–10 Minuten oder länger).*

DIE PRAXIS ANWENDEN

Wenn man die Metamorphische Methode bei Kindern und Erwachsenen mit Lernschwierigkeiten in der Schul- oder Pflegeumgebung anwendet oder einführt, mag es nicht immer angemessen oder wirklich praktisch sein, mit einstündigen Einzelsitzungen zu beginnen.

Manche Menschen ziehen es anfänglich vor, kürzere Sitzungen und in einer gemeinschaftlichen Umgebung zu bekommen. Auch müssen viele Mitarbeiter innerhalb der Grenzen arbeiten, daß ihnen nur sehr beschränkte Mittel zur Verfügung stehen, und es ist oft notwendig, einen Großteil der vorhandenen Zeit für die Bedürfnisse von Einzelnen innerhalb einer Gruppe zu verwenden oder zumindest für mehr als eine Person verantwortlich zu sein.

Auf Grund der Vielseitigkeit der Methode können wir auf eine große Flexibilität zurückgreifen, um sie auf eine Weise verfügbar zu machen, die nicht nur vom Standpunkt der Menschen her angemessen sondern gleichzeitig auch sehr praktisch ist.

Junge Kinder und einige Erwachsene finden es zum Beispiel schwierig, lange Zeit still zu sitzen, und so kann die Stunde auf die ganze Woche verteilt werden, vielleicht zehn Minuten pro Tag. Andere mögen am Anfang einstündige Sitzungen als zu eindringlich oder möglicherweise sogar als zu erschreckend empfinden. In diesen Fällen zieht man natürlich kürzere Sitzungen vor.

In Heimen bekommen die Menschen oft lieber Sitzungen in ihrem Wohnzimmer in Gegenwart von anderen als allein, und sie können stattfinden, während sie fernsehen, Musik hören, mit Freunden plaudern oder einfach ruhig dasitzen.

Die Gruppensituation stellt einen sehr guten Weg dar, die Methode gleich mehreren Menschen zu zeigen. Wir können kürzere

Sitzungen von 10 – 20 Minuten Dauer anbieten, zum Beispiel als Teil einer Entspannungssitzung oder als Begleitung von anderen ruhigen Aktivitäten.

Aber wie gehen wir es an, die Methode zu zeigen und anzuwenden und in der Haltung des Belassens zu bleiben, wenn wir unsere Rolle als Katalysatoren erfüllen sollen? Denn wenn wir entscheiden, wer Sitzungen bekommen soll und wie lange diese Sitzungen dauern sollen, dann sind wir in Gefahr, dem Menschen unseren Willen auf Kosten seiner eigenen Fähigkeit zu selbstheilendem und kreativem Wachstum aufzuerlegen.

Das Verlangen, einem bestimmten Menschen zu helfen, kann sehr stark sein, besonders wenn der Betroffene in seinem Leben eine große Menge Schwierigkeiten erfährt, aber indem wir zurücktreten und unser Verlangen, anderen zu helfen, loslassen, schaffen wir den Raum, damit der Mensch Verantwortung übernimmt, während wir ihm eine Gelegenheit zur Verfügung stellen, daß er sich selbst hilft.

Wir müssen uns über unsere Beweggründe klar sein. Unsere Rolle besteht einfach darin, die Methode zugänglich und für diejenigen verfügbar zu machen, die sie vielleicht bekommen wollen. Wir fungieren als Katalysatoren und das Verlangen nach Änderung muß deshalb aus dem Inneren des Menschen selbst stammen. Wir können dies tun, indem wir sicherstellen, daß er eine Wahl treffen kann, die auf Vorinformationen beruht, und daß jedem Einzelnen die Praxis in seinem eigenen Tempo verfügbar gemacht wird.

Eine Wahl aufgrund von vorherigen Informationen kann auf der Erfahrung beruhen, eine Sitzung beobachtet und/oder eine »Probesitzung« bekommen zu haben.

Du kannst zum Beispiel die Methode vorführen, indem du einem anderen Mitglied des Personals oder einem Freiwilligen in deiner Klasse oder Gruppe eine Sitzung gibst. Es ist nicht notwendig, solch eine Einführung formal zu gestalten, da diejenigen, die ein echtes Interesse haben, bald davon angezogen werden. Zum Beispiel wurde in einer Klasse mit 6- bis 8-Jährigen an einer Schule für Kinder mit schweren Lernbehinderungen denen, die ein Interesse zeigten, Sitzungen als Teil einer wöchentlichen Entspannungssitzung angeboten. Ein autistischer Junge pflegte sich anfänglich in die angrenzende Klassenzimmer-Toilette zurückzuziehen, sobald die Sitzungen anfingen, wo er sich sicher fühlte, um den Rest der Klasse mit einigem Abstand zu beobachten. Im Lauf der folgenden Wochen verließ er allmählich die Kabine und näherte sich immer mehr dem Rest der Gruppe, bis er eines Tages seinen nackten Fuß kurz auf den Schoß eines Mitglieds des Personals legte, bevor er sich wieder zur Toilette zurückzog. Schließlich bat er darum, jede Woche eine Sitzung zu bekommen, und der Klassenlehrer gab an, daß es die einzige Aktivität war, an der er sich wirklich beteiligte.

Manchmal kann es mehrere Wochen dauern, bevor irgendjemand direktes Interesse ausdrückt, während du zu anderen Zeiten Menschen vorfindest, die Schlange stehen, um Sitzungen zu bekommen und sehr begierig sind, ihre Füße auf deinen Schoß zu legen. Deshalb ist es am besten, alle Erwartungen beiseite zu lassen.

Sobald jemand einmal eine Sitzung erlebt hat, wie kurz sie auch gewesen sein mag, ist er in der Lage, zu einem späteren Zeitpunkt um weitere Sitzungen zu bitten, wenn der Wunsch besteht. Wie er oder sie es angeht, variiert natürlich von Mensch zu Mensch und diejenigen mit beschränkten verbalen Fähigkeiten werden ihre eigene Weise entdecken, eine Bitte vorzubringen. Dies kann zum Beispiel in der Form geschehen, daß sie ihre Schuhe ausziehen, ein großes Lächeln aufsetzen, direkten und ununterbrochenen Augenkontakt herstellen oder einfach in nächster Nähe zum betreffenden Mitglied des Personals stehen.

Wenn Menschen beschließen, daß sie eine Sitzung bekommen möchten, ist es wichtig, daß dies in ihrem eigenen individuellen Tempo geschieht. Indem wir ihnen erlauben, ihre Autorität auszuüben, um die Häufigkeit und Dauer der Sitzungen selbst zu bestimmen, ermöglichen wir ihnen, Verantwortung für ihren eigenen Heilungs- und Wachstumsprozeß zu übernehmen. Deshalb müssen wir dafür sorgen, daß der Empfänger uns mitteilen kann, wann er genug hat, oder daß er die Sitzung ganz ablehnt (wenn er beschließen sollte, seine Meinung zu ändern).

Selbst der am schwersten behinderte Mensch kann dies tun, so lange wir seinen Reaktionen Aufmerksamkeit schenken. Das kann einfach in der Form geschehen, daß er den Fuß zurückzieht. Wenn er dies tut, nachdem du eine Weile daran gearbeitet hast, dann biete ihm an, seinen anderen Fuß genauso lang zu berühren, um Gefühle von Einseitigkeit zu vermeiden. Normalerweise sind Menschen froh, das zu tun, doch wenn nicht, dann respektiere ihre Entscheidung.

Im Fall von Menschen, die gänzlich unfähig sind, ihre Füße leicht oder vielleicht überhaupt zu bewegen, ist es notwendig, auf ihre anderen Möglichkeiten der Kommunikation zu achten. Du mußt dafür sorgen, daß sie sich in einer Position befinden, in der sie so direkt wie möglich eine Reaktion zeigen können. Zum Beispiel kann es besser sein, sie sitzen statt liegen zu lassen, so daß sie sehen können, was gemacht wird und durch Gesichtsausdruck oder auf andere Weise darauf reagieren, um ihre Zustimmung oder Abneigung auszudrücken oder zu zeigen, wann sie genug haben.

Zum Beispiel arbeitete ich mit einem sehr ängstlichen jungen Mann, den es sehr beruhigte, daß die Situation darauf ausgerichtet war, sicherzustellen, daß er die Sache unter Kontrolle hatte. Anfänglich pflegte er ein großes Grinsen aufzusetzen, wenn seine Füße angefaßt wurden und nach ein paar Minuten fing er an, unbehaglich auszusehen und Grimassen zu schneiden, worauf die Sitzung zum Abschluß gebracht wurde. In den folgenden Wochen nahm die Dauer der Sitzungen allmählich zu, bis er es von Herzen genoß, seine Füße bis zu 45 Minuten lang berühren zu lassen, wobei er oft die ganze Zeit über lächelte!

Es ist oft der Fall, daß Menschen, die anfänglich regelmäßige kürzere Sitzungen bevorzugen, nach einer Anzahl von Sitzungen eine größere Bereitschaft ausdrücken oder tatsächlich darum bitten, Sitzungen von längerer Dauer zu bekommen.

Als diese Arbeit einer Gruppe von Erwachsenen mit hohem Bedarf an Unterstützung angeboten wurde, die eine wöchentliche Entspannungssitzung in einem Tagesheim besuchten, drückten anfänglich nur ein oder zwei Menschen ihre Bereitschaft aus, ihre Füße berühren zu lassen, und dann auch nur für kurze Sitzungen. Während der folgenden Wochen und Monate wurde die Dauer der Sitzungen allmählich länger und auch die Anzahl der Menschen, die Sitzungen bekommen wollten, nahm zu, bis es notwendig wurde, in einem anderen Raum mehrere einstündige Sitzungen zu ermöglichen. Später war die Nachfrage von Seiten der Klienten im Rest des Heims so groß, daß ich dort angestellt wurde und seitdem während der letzten vier Jahre pro Woche sechs Stunden lang Sitzungen gab. Fühle dich also von einem anfänglichen Mangel an Nachfrage nicht entmutigt. Aus kleinen Eicheln wachsen große Eichen!

Gelegentlich wollen manche Menschen sicher sein, daß ihre Entscheidung, Sitzungen abzulehnen, völlig respektiert wird. Mehrere Ablehnungen nacheinander oder die Bereitschaft, nur sehr kurze Sitzungen zu akzeptieren, können ein Anzeichen dafür sein, daß sie sich vergewissern wollen, daß dieser Respekt bei dir vorhanden ist. Wenn so etwas stattfindet, richte deine Aufmerksamkeit auf deine eigenen Beweggründe. Versuchst du, dem Menschen zu helfen? Hoffst du darauf, ein Ergebnis zu erzielen?

Man hat festgestellt, daß einige sehr ängstliche Menschen zuerst mehrere Gelegenheiten ablehnen, um dann später gern Sitzungen zu verlangen, indem sie manchmal mit um so größerer Freude ihren Fuß hinstrecken, damit du ihn berührst.

Sobald sie davon überzeugt sind, daß dein Motiv nicht darin besteht, ihnen Änderungen aufzuerlegen sondern ihnen zu ermöglichen, sich aus sich heraus zu ändern, bitten sie oft sehr gern um Sitzungen. Es ist, als ob ihre Lebenskraft sich davon überzeugt, daß du ein wahrhaftiger Katalysator bist und ihr erlaubst, ohne Einschränkung vollkommen frei zu fließen.

Für einige Menschen, besonders solche mit empfindlichen Füßen, kann eine Berührung der Füße zuerst als zudringlich erscheinen. In solchen Fällen kannst du anbieten, stattdessen an ihren Händen zu arbeiten. Nach einigen Wochen wirst du vielleicht feststellen, daß sie bereit sind, Sitzungen an den Füßen zu bekommen.

Die Arbeit an den Händen stellt eine gute Methode dar, um zu zeigen, welche Art von Kontakt überhaupt angeboten wird, und zeigt ganz deutlich, daß du etwas ganz Anderes willst als ihnen anzubieten, ihre Zehennägel zu schneiden oder deine Fußpflege-Fähigkeiten aufzufrischen!

Die Arbeit an den Händen ist auch sehr praktisch, weil man keine Schuhe oder Socken ausziehen muß. Vom Standpunkt des betreffenden Menschen aus bieten die Hände auch ein stärkeres Gefühl von Kontrolle an, weil man die Hände normalerweise leichter hin halten oder wegziehen kann.

Bei sehr zurückgezogenen Menschen und solchen mit mehrfacher Behinderung kann es notwendig sein, besondere Zurückhaltung an den Tag zu legen, wenn man die Methode zum ersten Mal anbietet. Viele Menschen mit hohem Bedarf an Unterstützung fühlen sich verständlicherweise sehr verwundbar, wenn sie angefaßt werden sollen. Berührung erreicht sie so oft in Form von Anweisungen, wenn man sie hochheben, füttern, baden oder zur Toilette bringen muß, und daher kann Berührung unabsichtlich damit verbunden sein, ihnen ein Gefühl von Hilflosigkeit oder fehlender Kraft zu vermitteln. Bei der Metamorphischen Methode liegt der Schwerpunkt darauf, einfach mit dem Betreffenden (zusammen) zu sein.

Daher kann es notwendig sein, jede Woche fünf oder zehn Minuten einfach neben dem Menschen zu sitzen, bevor man Sitzungen für die Füße oder Hände anbietet. Behalte im Auge, daß die Absicht nicht darin besteht, den Menschen zu überzeugen, Sitzungen zu akzeptieren, sondern darin, die Methode zugänglich zu machen, indem du ohne Worte die unzudringliche Natur deines Angebots übermittelst.

Einige Menschen können ganz plötzlich beschließen, die Sitzungen zu beenden, oder sind vielleicht überhaupt nicht interessiert, und das muß natürlich vollkommen respektiert werden. Die Aussicht auf Veränderung kann für manche sehr bedrohlich sein und sie ziehen vielleicht vor, vorerst in der Sicherheit ihrer gegenwärtigen Situation zu bleiben, bis sie sich dazu bereit fühlen, weiter zu gehen. Sobald sie das Bedürfnis nach Veränderung in ihrem Leben spüren, wissen sie wenigstens, daß die Methode verfügbar ist, wenn sie sie brauchen. Die Wahl liegt bei ihnen.

Sitzungen in Gruppen anzubieten, bietet gegebenenfalls sowohl Kindern als auch Erwachsenen die Möglichkeit, zu lernen, wie sie selbst die Methode anwenden, und dies wird im nächsten Kapitel dargestellt.

SELBSTÄNDIGES ARBEITEN

Das Schöne an der Metamorphischen Methode ist ihre Einfachheit. Und es wird kein tieferes Verständnis der zu Grunde liegenden Prinzipien benötigt, um sie anzuwenden. Sie ist als Praxis etwas, das sowohl von Kindern als auch von Erwachsenen gleichermaßen leicht erlernt werden kann. Die Leichtigkeit zu entdecken, mit der sie fähig sind, die Methode zu erlernen, bietet ihnen eine Erfahrung, die sie bestärkt und erfüllt und ihnen nebenher hoffentlich viel Spaß bereitet. Von einem praktischen Standpunkt aus ermöglicht dies deiner Gruppe, sich untereinander Sitzungen zu geben und sie zu bekommen, statt sich völlig auf dich und die anderen beteiligten Mitglieder des Personals zu verlassen.

Dort, wo regelmäßig Sitzungen in einem Gruppenzusammenhang stattfinden, geschieht dieser Wandel von der Haltung, sich auf andere zu verlassen zu der, zunehmend selbst Verantwortung zu übernehmen, gewöhnlich ganz spontan und natürlich. Häufig werden die Gruppensitzungen von Schülern/Klienten und den Mitgliedern des Personals gleichermaßen so genossen, daß die Barrieren zwischen den Teilnehmenden zu bröckeln beginnen, was zu mehr Verbindung und Offenheit führt.

Nachdem sie ein paar Sitzungen erlebt und beobachtet haben, beginnen einige Gruppenmitglieder, ein natürliches Verlangen auszudrücken, anderen in der Gruppe das Gleiche anzubieten, und steigen schließlich einfach ohne Hilfestellung ein, jemandem Sitzungen zu geben, der dasitzt und wartet. Umgekehrt können diejenigen, die darauf warten, Sitzungen zu bekommen, ein anderes Gruppenmitglied bitten, ihre Füße zu machen, statt weiterhin darauf zu warten, daß ein Mitglied des Personals frei wird.

Ich erinnere mich an die Arbeit mit einer kleinen Gruppe von Erwachsenen, von denen alle ziemlich schüchtern und zurückgezogen waren. Einige Wochen lang bot ich jedem Gruppenmitglied eine 15-20 minütige Sitzung an, während der Rest der Gruppe dasaß und entspannende Musik hörte. Nach mehreren Wochen legte eine Frau spontan ihren Fuß auf den Schoß ihrer Nachbarin, die ihn dann zu reiben begann. Dies rief die Bereitschaft bei anderen hervor, das Gleiche zu tun, bis schließlich die meisten in der Gruppe regelmäßig Sitzungen gaben und erhielten und viel kommunikativer wurden, während sie vorher die meiste Zeit still dagesessen hatten.

Einige sind begierig, durch Nachahmung zu lernen, während andere durch ihre eigene Entdeckung und natürliche Empfindsamkeit lernen. Ich neige dazu, diesen Prozeß eher natürlich geschehen zu lassen als ihn zu kontrollieren oder mich in genauen Anweisungen zu verzetteln. Allerdings bestehe ich auf zwei Dingen. Erstens, daß der Geber und Empfänger im rechten Winkel zueinander sitzen, um eine Haltung der Nicht-Einmischung zu vermitteln; und zweitens, daß die Berührung an den Füßen sanft und nicht fest ist, aber nicht so zaghaft, daß es kitzelt.

Von diesem Ausgangspunkt kann jeder Einzelne so viel oder so wenig Struktur mit an Bord nehmen, wie es für ihn angenehm ist. In Gruppen kann eine praktische Einführung ganz formlos einfach dadurch erfolgen, daß ich neben dem Rest der Gruppe Sitzungen anbiete, und oft können manche in ein paar Minuten lernen, wie man die Methode anwendet. Andere scheinen mehr Zeit zu brauchen, um sich sicher und entspannt zu fühlen, indem sie diese Art von Kontakt dem ganzen Fuß zukommen lassen, bevor sie ein Bedürfnis ausdrücken, zu lernen, an bestimmten Bereichen der Füße zu arbeiten, nämlich an den Reflexzonen der Wirbelsäule.

Jede Gruppe ist anders und besteht auf ihrem eigenen Verhältnis von Gebern und Empfängern. Einige aus der Gruppe ziehen es vor, nur Sitzungen zu geben, während andere sie nur bekommen wollen. Viele Menschen mögen jedoch beides, Sitzungen zu geben wie zu bekommen. Einige bevorzugen Sitzungen von 10–15 Minuten Dauer, während andere viel längere Sitzungen mögen. Viele Menschen schätzen die Gelegenheit, mit verschiedenen Menschen in der Gruppe Sitzungen auszutauschen, während andere vorziehen, mit einem bestimmten Freund zu arbeiten. In jedem dieser Fälle muß diese Neigung völlig respektiert werden.

In der Vergangenheit benutzte ich Öle, wenn ich diese Arbeit in Kinder-Gruppen einführte. Ich stellte eine Flasche mit einer Pipette in die Mitte der Gruppe, während wir alle auf Matten beieinander saßen. Jene, die Lust hatten, eine Sitzung zu geben, konnten dann mit der Pipette Öl auf ihre eigenen Hände oder den Fuß des anderen treufeln und das Öl über den Fuß reiben. Es stellte einen sehr nützlichen Weg dar, die Kinder darauf einzustimmen, zu lernen, den Fuß fest genug zu reiben, um das Öl über den ganzen Fuß zu verteilen (und dadurch das Kitzeln zu vermeiden), wobei die Natur des Öles jeden zu festen Griff verhinderte! Heute finde ich es unnötig und betrachte Öl als eine vermeidbare Last wegen der ganzen Putzarbeit, die damit verbunden ist, und so weiter. Aber benutze ruhig Öle, wenn du möchtest.

Eine anderes nützliches Hilfsmittel, das ich mit Gruppen von Erwachsenen benutzt habe, ist eine Videokamera. Indem ich eine Beispielsammlung von Paaren, die Sitzungen in ihrem eigenen besonderen Stil austauschten, zusammenstellte und der Gruppe vorführte, schuf ich eine Gelegenheit, die eigene einzigartige Vorgehensweise jedes einzelnen wertschätzen zu können und die Wichtigkeit und den Wert zu verdeutlichen, den Fingern zu erlauben, sich spontan so zu bewegen, wie es für den Betreffenden richtig ist. Dies erzeugte in der Gruppe das Selbstvertrauen, um damit zu beginnen, die bestimmte Praxis der Metamorphischen Methode zu erlernen, die eine genauer definierte Struktur vorgibt, innerhalb derer die Finger sich frei bewegen können. Oder wie ein kleines Kind es formulierte: »Du läßt deine Finger spazieren gehen.«

Diese Videos wurden später von Gruppenmitgliedern ausgeliehen und als Lernmittel benutzt, was dazu führte, daß einige ihren

Eltern, Pflegern, Verwandten und Freunden ganz ohne Ermunterung Sitzungen gaben.

Die Benutzung einer Videokamera ermöglicht auch den Gruppenmitgliedern, sich auf ihre eigenen Fähigkeiten und ihre Empfindsamkeit beim Lernen der Methode zu konzentrieren. Zum Beispiel betrat ein Neuankömmling, der sich der Gruppe anschließen wollte, den Raum, in dem eine Gruppe von Erwachsenen Sitzungen austauschten, während ich filmte. Er hatte vorher noch nie eine Sitzung gesehen oder erlebt. Er setzte sich neben eine Frau, die sich hingelegt hatte und darauf wartete, daß jemand ihr die Füße machte. Anfänglich sah er ziemlich unschlüssig und zögerlich drein, als er seine Hände auf ihre Füße legte. Er sah mich an, um eine Anweisung zu bekommen, was er als nächstes tun sollte, aber ich konnte ihm nicht helfen, da ich zu sehr mit dem Filmen beschäftigt war. Dann sagte ihm die liegende Frau, er solle »endlich loslegen«, während er sich auf seine Hände konzentrierte. Nach ein paar Minuten begann er, ihren Fuß zu reiben, und fing bald spontan an, an den Reflexzonen der Wirbelsäule auf und ab zu arbeiten!

Manche Menschen bevorzugen natürlich eine mehr strukturierte Vorgehensweise, und in diesen Fällen zeige ich Wandtafeln. Man kann auch Filzschreiber benutzen, um am Fuß die Lage der Reflexzonen der Wirbelsäule für diejenigen anzuzeichnen, die es brauchen. Einige baten mich darum, ein kleines Handbuch über die Reflexzonen der Füße, Hände und des Kopfes als ein Lernmittel zusammenzustellen, das sie, wie sie mir berichteten, als sehr nützlich befunden haben. Einige benutzten sie als Vorlage, um ihre eigenen Füße zu machen, bevor sie sich zu Bett begaben. Diese Idee hat inzwischen zur Produktion eines umfassenderen Handbuchs mit Abbildungen und Diagrammen geführt.

Menschen machen oft ihre eigenen Füße, wenn sonst niemand da ist, um sie ihnen zu machen, und ich habe dies besonders in Gruppen mit ungerader Anzahl bemerkt. Ein junger Mann in einem Tagesheim, der schon ein paar Wochen zu einer Gruppensitzung gekommen war und später vorzog, vierzehntäglich Einzelsitzungen mit mir zu bekommen, wurde an einem Tag, als ich nicht im Heim war, in einem Raum angetroffen, den ich zu benutzen pflegte, um Sitzungen zu geben, bei denen die Methode sehr genau angewendet wird. Dies zeigte einerseits, daß er jetzt häufiger Sitzungen bekommen wollte, aber es zeigte auch, daß er Verantwortung für sich selbst übernommen hatte, indem er die Arbeit an sich selbst weiterführte. Es ist normalerweise vorzuziehen, jemand anderen deine Füße für dich machen zu lassen, aber es ist sicherlich besser, deine eigenen Füße zu machen als überhaupt keine Sitzung zu bekommen. Nachdem einem die Arbeit an den Füßen gezeigt wurde, kann auch die an den Händen und am Kopf gelernt werden.

Wenn die Sitzungen beendet sind, vergiß nicht, die Menschen daran zu erinnern, ihre Hände in kaltem Wasser zu waschen.

Und während all dies Geben und Empfangen von Sitzungen stattfindet, vergiß dich selbst nicht. Was gibt es für eine bessere Art, anderen die Gelegenheiten zu verschaffen, etwas zu lernen, als sich zurückzulehnen und es zu genießen, sich die Füße machen zu lassen?

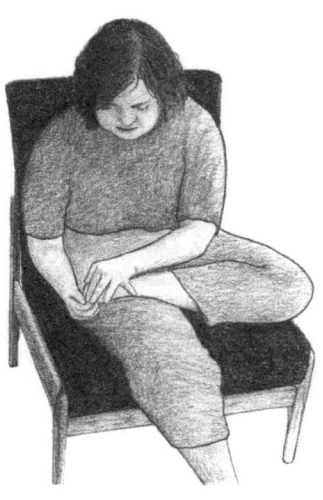

21 Arbeit an sich selbst

Schlusswort

Die Haltung gegenüber Menschen mit Lernbehinderungen ändert sich. Statt starre Regeln anzuwenden, um Menschen zu kontrollieren und vom Rest der Bevölkerung abgetrennt in Anstalten zu verwahren, liegt jetzt die zunehmende Betonung darauf, die Entwicklung des Menschen in der Gemeinschaft zu fördern, wozu eine flexiblere und kreativere Vorgehensweise gefordert wird. Und wirklich ist es dieses »In-den-Mittelpunkt-Stellen« des Einzelnen, was das Herz der gegenwärtigen Veränderungen ausmacht.

Die Metamorphische Methode liefert einen einmaligen und wertvollen Beitrag zur Förderung dieses Prozesses, weil sie Menschen ermöglicht, ihre wahre Individualität zu entdecken, indem sie ein Mittel erschafft, durch das sie fähig sind, sich ihrer eigenen Bedürfnisse und Fähigkeiten bewußt zu werden.

Als Mitglieder des Personals streben wir fortwährend danach, für unsere Schüler und Klienten neue Gelegenheiten zu schaffen, so daß sie ihr volles Potential verwirklichen können, das zur Entdeckung und Anwendung von neuen und angemesseneren Vorgehensweisen geführt hat.

Die Ergebnisse meiner Arbeit und Beobachtungen lassen erkennen, daß die Metamorphische Methode, auf Grund ihrer Einfachheit, Vielseitigkeit und leichten Verfügbarkeit, ebenso wie ihren fördernden Eigenschaften einen wichtigen Beitrag im Bereich von persönlichem Wachstum sowohl für Kinder als auch für Erwachsene mit Lernbehinderungen leistet, und sehr gut dafür geeignet ist, in Erziehungs-, Gesundheits- und Sozialdiensten angewandt zu werden, wo die Befriedigung der Bedürfnisse des Einzelnen die Grundlage von Hilfs- und Pflegeleistungen darstellt.

Das Potential der Metamorphischen Methode ist ebenso wie das der Menschen, mit denen wir arbeiten, beträchtlich.

DIE SECHS STADIEN
DES VORGEBURTLICHEN MUSTERS

Gaston Saint-Pierre

Die folgenden sechs Essays wurden zuerst veröffentlicht in *Metamorphosis, the Journal of the Metamorphic Association* (ISBN 0202-1533)

Betrachtungen zur Vor-Empfängnis, Originaltitel »Reflection on pre-conception«, in *Metamorphosis, the Journal of the Metamorphic Association*, Nr. 20, Winter/Frühjahr 1990.

Empfängnis, Originaltitel »Conception«, in *Metamorphosis, the Journal of the Metamorphic Association*, Nr. 21, Sommer 1990.

Nach-Empfängnis, Originaltitel »Post-Conception«, in *Metamorphosis, the Journal of the Metamorphic Association*, Nr. 22, Herbst 1990.

Die erste Kindsbewegung, Originaltitel »The Quickening Movement«, in *Metamorphosis, the Journal of the Metamorphic Association*, Nr. 23, Winter/Frühjahr 1991.

Vor-Geburt, Originaltitel »Prebirth«, in *Metamorphosis, the Journal of the Metamorphic Association*: Nr. 24, Sommer 1991.

Die Bewegung der Geburt, Originaltitel »The Movement of Birth«, in *Metamorphosis, the Journal of the Metamorphic Association*, Nr. 25, Herbst 1991.

INHALT

BETRACHTUNGEN ZUR VOR-EMPFÄNGNIS

Was ist es, das sich bewegt, auf den Augenblick der Empfängnis hin? Was ist die Natur des Bewußtseins und der Einflüsse, die auf es einwirken, was bei der Empfängnis in die Entstehung eines neuen Wesens mündet?

Die Einflüsse, welche die Reinheit der Lebenskraft mit Farbe versahen, und die innewohnende Intelligenz – die sich in den Mantel der Materie zusammen mit Dauer in Zeit und Raum hüllte – müssen im Abstrakten bereits vorhanden gewesen sein. Es gibt anscheinend materielle und nicht-materielle Einflüsse, die auf diesen ursprünglichen Faktor einwirkten, den wir Leben nennen. Die Natur der ursprünglichen Energiequelle zu definieren ist unmöglich.

Alles, was man vielleicht kategorisch feststellen könnte, wäre, daß die Energie, die wir aus den Quellen in der Erde erhalten, in ihrer »Frequenz« auf ein bestimmtes Maß begrenzt ist. Die Energie, die wir aus der anderen Quelle, dem »Leben« empfangen, hat eine höhere Frequenz als die der Erde. Das ist auch in allen Lebensformen so, daß sich diese beiden Frequenzen treffen, und dieses Aufeinandertreffen versorgt uns mit unserer Energie, um zu leben. Wir können auch feststellen, daß die Erbanlagen – die Gene – Erdfrequenz haben, während die anderen Merkmale, da sie aus Gedankenfrequenz bestehen, der Frequenz des Prinzips des »Lebens« näherstehen. Sehr grob ausgedrückt können wir sagen, daß die Erdfrequenz die der Materie und die »Lebens«-Frequenz die der Gedanken ist.

Dies schrieb Robert St. John in seinem Buch *Metamorphose – Die Pränatal-Therapie*.

Doch bevor wir diese Merkmale erörtern, müssen wir uns mit Sinn und Zweck beschäftigen.

Die ganze Geschichte hindurch wurde der Sinn des Lebens auf zweierlei Art gesucht: in der Kontemplation oder in der Tat. Um ein etwas gewöhnlicheres Bild zu nehmen: Wir können sehen, daß es der Sinn der Natur ist, Früchte hervorzubringen. Der Mensch ist Teil der Natur und produziert deshalb Früchte in der Form des Spermiums und des Eies. Doch da wir die Fähigkeit haben, über uns selbst nachzudenken, können wir uns aktiv und bewußt an der weiteren Verwirklichung unseres Lebenszweckes beteiligen, nämlich der Verwirklichung unseres Potentials als Menschen. Wir sind wie unreife Früchte, die nur allzu glücklich sind, es zu bleiben und unerfüllt zu sterben. Es gibt jedoch einige Menschen, die sich zurückziehen und sich der Betrachtung hingeben, wo sie in der Stille ihrer Abgeschiedenheit das trügerische Gewahrsein der tieferen Dimensionen ihres Seins suchen. Andere wiederum streben danach, nichtige Aktivitäten zu vermeiden, um wahre Taten zu vollbringen, die aus der Führung ihrer angeborenen Intelligenz hervorgehen, welche ihre Lebenskraft informiert. Und wenn sie sagen: »Ich fühle, daß ich meinen Zweck hier auf Erden erfülle«, dann klingt das echt. Was macht sie so offensichtlich lebendig?

Es wurden Metaphern benutzt, um diese Richtung zu beschreiben, die den »Sinn und Zweck« mit einschließt, Leben, das sich selbst sucht durch die Formen, die es in Erscheinung bringt. Doch sobald wir in die Bereiche von Form und Materie eintauchen, wird offensichtlich, daß das Leben Gestalt annimmt, indem es sich aus Einheit in Verschiedenheit und Dualität verbreitet. Wenn das Leben sich selbst sucht, kann es sich nur in der Einheit finden; es ist, was es ist. Ist es also möglich, der Verbreitung Einhalt zu gebieten? Kann das Bewußtsein auf sich selbst einwirken und dadurch das Objekt beseitigen, das dazu verhilft, es in den Blickpunkt zu bringen? Anscheinend können alle Elemente, die uns ausmachen, sich selbst gegenüber ihre wahre Natur enthüllen. Und man kann die Behauptung wagen, daß, da Materie kristallisiertes Licht ist, die

Verbreitung aufhört, sobald das Licht in die Quelle des Lichts eintaucht, aus der es hervorgegangen ist. »Die Welt anzuhalten«, wie Carlos Castaneda es ausdrückt, kann durch Aufmerksamkeit geschehen. Sofort entsteht die Frage: Aufmerksamkeit auf was? Auf *die Materie*, den Körper, was uns betrifft, auf Ereignisse, auf alles, was ist; mit den Worten von Krishnamurti, durch *wahllose Aufmerksamkeit*.

Was ist Aufmerksamkeit? Sie besteht aus bestimmten Elementen wie Wahrnehmung, Bewußtsein und Handlung. Aufmerksamkeit hebt uns aus den automatischen Reaktionen heraus, welche die Materie und das Ego mit ihren niedrigen energetischen Schwingungsraten ständig in uns fördern. Sie erweckt uns zu tieferen Kräften in uns. Aufmerksamkeit ist das Zusammenspiel von Bewußtsein und Wahrnehmung, das zum Handeln führt, und daher ist es wichtig, daß beide sich zusammen entwickeln. Wenn in einem Menschen eine Entwicklung von Bewußtsein mit geringer Wahrnehmung stattfindet, dann folgt daraus Ungleichgewicht und Konflikt zwischen den Welten von Materie und Geist, und die beiden werden voneinander getrennt. Wenn zwar Wahrnehmung, aber wenig Bewußtsein vorhanden ist, dann wird es zu Verwirrung kommen, ausgenommen der Zustand der Unschuld bleibt erhalten wie beim Kind. Daraus folgt, daß das Erwecken unserer Energie und unseres Bewußtseins des Seins unser Potential freisetzt.

Im Grundlagenkursus für die Metamorphische Methode studieren wir das Prinzip der Entsprechung, und wir sehen an einer bestimmten Stelle, daß die Energie und die mentalen Aspekte, also Qualitäten, die zum Bereich von Raum, Zeit und Materie gehören, im Bereich außerhalb von Raum, Zeit und Materie zu Kraft und Bewußtsein werden. Das Handeln von Kraft und Bewußtsein ist Kommunikation. Anscheinend drücken diese Worte, vor allem das Wort »Bewußtsein«, nicht recht aus, was gefühlt oder intuitiv wahrgenommen werden kann. Denn wenn das Bewußtsein sein eigener Inhalt ist, dann muß es ein vermittelndes Element zwischen der Intelligenz, die seine Quelle ist, und dem eigentlichen Bewußtsein geben. (Ich vergleiche das Bewußtsein gern mit einem Fluß und den Gegenstand des Bewußtseins mit dem fließenden Wasser. Es liegt auf der Hand, daß das fließende Wasser der Inhalt des Flusses ist. Wenn wir das fließende Wasser wegnehmen, gibt es keinen Fluß. Wenn wir das Objekt des Bewußtseins wegnehmen, bleibt dann noch irgend ein Bewußtsein übrig?) Könnte das vermittelnde Element zwischen Bewußtsein und Intelligenz von gleicher Natur sein wie der Auslöser, wenn Transformation stattfindet? In der Natur werden wir Zeuge davon, daß Transformation ständig stattfindet, d. h. eine Form wird zu einer anderen, aus der Eichel wird ein Eichbaum. Doch zwischen den beiden Formen gibt es einen Auslöser, der außerhalb von Raum, Zeit und Materie zu wirken scheint. Viele Elemente kommen bei dieser Transformation ins Spiel.

Bei der Vor-Empfängnis können die Elemente, die eine größere Rolle bei der Empfängnis spielen werden, in drei Kategorien unterteilt werden: Einflüsse aus dem Bereich innerhalb von Raum, Zeit und Materie; Einflüsse aus dem Bereich innerhalb von Raum und Zeit, doch nicht von Materie; und Einflüsse aus dem Bereich außerhalb von Raum, Zeit und Materie.

Einflüsse aus dem Bereich innerhalb von Raum, Zeit und Materie sind die Gene mit ihrem geschichtlichen Gehalt wie das elterliche, rassische und menschliche Erbe. Einflüsse aus dem Bereich innerhalb von Raum und Zeit, doch nicht von Materie umfassen die Gedankenformen, karmischen Muster und all die verschiedenen Arten von Wesen mit mehr oder weniger entwickeltem Bewußtsein, die dazu beitragen, der Menschheit bei ihrer Evolution zu helfen.

Die Einflüsse aus dem Bereich außerhalb von Raum, Zeit und Materie, können als Universelle Prinzipien und die sie begleitenden Eigenschaften beschrieben werden: das Prinzip von Kommunikation/Kommunion (Verbindung/Vereinigung) und der Zustand der Gnade, die in Liebe wurzelt; das Prinzip von Einsicht/Erleuchtung mit seiner begleitenden Eigenschaft des Zustands der

Glückseligkeit, deren Wurzel Licht ist; das Prinzip der Geistigkeit mit seiner zugehörigen Eigenschaft des Zustands der Gewißheit, die in Weisheit wurzelt; und das Prinzip der Schwingung, die als Vermittler oder Übersetzer vom Absoluten zum Ungestalteten/Gestalteten dient. Intelligenz, Leben und Schöpfung beziehen sich auf diese vier Prinzipien aus dem Bereich jenseits von Raum, Zeit und Materie.

Wenn all diese Elemente bei der Empfängnis zur Erschaffung eines neuen Lebens zusammentreffen, dann kann die Frage gestellt werden: »Wer bin ich?«

Im Lichte dessen, was gerade gesagt wurde, ist es möglich, die Frage »Wer bin ich?« zu stellen, ohne gleich an die nächste Frage zu denken: »Wer oder was ist?« Die Antwort kann an diesem Knotenpunkt in der Entwicklung des Bewußtseins nur mit Hilfe von Schlußfolgerungen und Metaphern gegeben werden, was der Weg des Verstandes ist, sich entlang der Straßen aus Licht zu hangeln, das sich aus der Quelle allen Lichtes ergießt, und in die dieses Licht zurückkehrt. Das Bild dieses ewigen Pulses könnte man leicht in dem finden, was zur Zeit als »kosmische Fäden« bekannt wird – Energiefäden, von denen gesagt wird, daß sie vom Urknall übrig geblieben sind. Es heißt, daß »sie das primitive Umfeld aus der ersten Sekunde des Urknalls bewahrten, als es nur *eine einzige, vereinte Kraft* gab (Hervorhebung von mir), und damit entscheidende Hinweise auf die Entstehung des Universums liefern.« (Jane Ford, Astronomers unravel galaxy-gobbling cosmic strings, in: *The Australian*, 1. September 1989.)

Eine weitere Frage kann gestellt werden: »Was ist es, das stirbt?« Es scheint drei Arten von Tod zu geben. Der Erste ist zu beobachten, wenn die Energie die Atome nicht länger in der bestimmten Form zusammenhält, in der sie in Erscheinung getreten war. Die Energie der Form wird also befreit und kehrt – in ihrem Einssein mit der All-Energie nicht mehr unterscheidbar – in das Meer der Energie zurück. Für uns Menschen bedeutet dies den Tod des Körpers. Eine zweite Form des Todes ist diejenige, die auftritt, wenn der Same stirbt, da die Energie die Form, in der sie in Erscheinung trat, aufgibt, um eine andere Form auf einer höheren Ebene zu erschaffen. In diesem Fall gibt es einen Tanz von einer Form zur anderen, wobei das Meer der Energie angezapft wird, um die Form, die in Erscheinung getreten ist, zu erhalten. In der Natur gibt es Programmierung, die das dynamische Element dieses Tanzes darstellt. Wir sind Teil der Natur und deswegen darauf programmiert, das Überleben der Menschheit vom Samen und Ei zum Menschen in Gang zu halten. Aber da uns bewußt ist, daß wir wissen, können wir eine dritte Art von Tod wahrnehmen, die verbunden wäre mit der bewußten Verwirklichung unseres vollen Potentials als Menschen. Es scheint, als ob Leben und Intelligenz dann das menschliche Gewand »borgen« und »loslassen« werden, ohne durch die Rituale von Geburt, Verfall und Tod hindurchgehen zu müssen, indem sie Gestalt annehmen oder aufgeben, gemäß der Notwendigkeit, welche die Schöpfung, die ihr Handeln darstellt, in die Tat umsetzt. Dieser »Puls« ist ohne Eigenschaft. Und unsererseits braucht es keinen Glauben, kein Glaubenssystem, keine Hoffnung und kein Verlangen, noch besteht die Notwendigkeit für irgend ein Programm, Bestreben oder Suche danach, damit es jetzt geschieht. Ein Hinweis auf dieses fehlende Streben wird uns angeboten, wenn Christus sich dem Dieb zuwendet und ihm auf seine Frage antwortet: »Wahrlich, ich sage dir, du wirst heute mit mir im Paradiese sein.« (Luk. 23, V. 43) Es ist da, damit man darum bittet. Es gibt keinen Prozeß für die Metamorphose.

Es scheint in uns vier Stadien in Beziehung zur Bewegung der Transformation zu geben, die als Durchgang durch Form und Nicht-Form betrachtet werden können. Zuallererst gibt es eine Wahrnehmung der verschiedenen Formen und die Erkenntnis, daß man diese Formen nicht ist. Hier hält die Dualität Hof. Die Bewegung des Bewußtseins besteht darin, die Formen und die Pole, an denen sie in Erscheinung treten, zur Kenntnis zu nehmen. Der Verstand errichtet gewöhnlich Strukturen aufgrund dessen, was gesehen wird, er folgert, schließt, argumentiert und assoziiert [und betrachtet das Ergebnis als Tatsachen]. *(Anfügung v. Übers.)*

Während das Bewußtsein tiefer in die Phänomene, Ereignisse und Muster eindringt, gibt es zweitens ein Erfassen der Ähnlichkeit der zugrundeliegenden Struktur und Natur dieser Tatsachen, das eine Bewegung des Verschmelzens auslöst. Die Bewegung des Bewußtseins besteht dann im Anerkennen der Tatsachen, und damit im Öffnen der Pforten, durch die Intuition und Inspiration ausgedrückt werden können.

Es ist unmöglich, das dritte und vierte Stadium wirklich voneinander zu trennen, und ihre verschiedenen Facetten werden hier lediglich zu analytischen Zwecken gesondert behandelt. Das dritte ist das Stadium des Handelns, wo Vereinigung stattfindet, während die Formen als solche verschwinden. Wir sind jetzt direkt im Bereich der Einheit, und die Bewegung des Bewußtseins ist *zu belassen*, so daß das Gefühl des Einsseins die Essenz des Seins enthüllen kann. Das vierte Stadium ist das Stadium der Aufmerksamkeit, die Matrix, wo Empfängnis, d.h. die schöpferische Handlung, entstehen kann, wo Form, Formlosigkeit und das Absolute eins sind. Dies ist die Apotheose, wo die sogenannte Bewegung des Bewußtseins – völlig von Intelligenz überschattet – aufgehört hat.

Was ist Empfängnis? Es ist eine schöpferische Handlung, die in jedem Augenblick entsteht; ansonsten würde nichts existieren. Es gibt zwei Stadien in der Vorempfängnis, die notwendig sind, wenn überhaupt irgend etwas existieren soll. Diese sind verkörpert in den universellen Gesetzen von Geistigkeit/schöpferischer Impuls und von Schwingung, die beim Menschen auf der körperlichen Ebene in der Zirbeldrüse und in der Hirnanhangdrüse widergespiegelt sind. Stelle dir vor, es seien die Ideen des Designers und das Zeichnen des Entwurfs.

Auf einer supra-menschlichen Ebene wirken zwei weitere Gesetze, das von Einsicht/Erleuchtung/Offenbarung und von Kommunikation/Kommunion/Harmonie (Verbindung/Vereinigung/Einklang), welche die Matrix offenbaren, in der die schöpferische

Handlung stattfindet, und diese Matrix besteht aus Licht und Liebe. Sobald die schöpferische Handlung zustandekommt, nimmt sie Gestalt an. Das Gestaltgewordene erscheint in Raum, Zeit und Materie, in der Welt der Dualität, und die Bewegung der Veränderung beginnt in Kraft zu treten.

Die Empfängnis ist demnach das Zusammentreffen der Bewegung der Veränderung, die in der Dualität, in Raum, Zeit und Materie wirksam ist, mit der Bewegung der Transformation, die in der Einheit, außerhalb von Raum, Zeit und Materie wirksam ist. Doch diese beiden Bewegungen allein reichen nicht aus und müssen von einer anderen Art von Bewegung durchtränkt werden, einer Bewegung des Lebens und der Intelligenz, einer Bewegung, deren Handlung der schöpferische Akt selbst ist. Und das geschieht *jetzt* und *jetzt* und *jetzt*... Geist oder Leben kann deshalb nicht der Materie entgegengesetzt werden oder sich von ihr unterscheiden, da die Materie nur eine Ebene der Erscheinungsform jenes Lebens ist. Aber was ist das in uns, was dieses schöpferische Tun behindert?

Der Körper als Werkzeug ist nach dem Bilde unseres Daseinszweckes hier auf Erden gestaltet. Und das Anhaften an dem Bild, von dem wir das Gefühl haben, daß wir es sind, erzeugt Widerstand gegen Transformation und damit gegen Kreativität. Die grundlegende Trägheit der Materie und der Überlebensinstinkt, der in den Dienst des Überlebens des Egos gestellt wird, bewahren das Bild, welches das Ego vom Menschen erschaffen hat, im Bestreben, eine Pseudo-Integrität aufrechtzuerhalten, die geradezu die Antithese von Ganzheit ist. Sobald wir uns disziplinieren und bei den Tatsachen bleiben, und da Tatsachen begrenzte Wahrheiten sind – eingeschränkt durch die Grenzen unserer Wahrnehmung – beginnt die Energie dieser Wahrheiten ihren Wesenskern von Einheit und Liebe zu enthüllen und verbrennt das Selbstbildnis, das aus vergangenem Ballast und Zukunftsprojektionen besteht.

Wir können eine Vorstellung von diesem Phänomen oder diesem Typ der Übertragung von einem Seinszustand zu einem höheren oder umgekehrt in dem finden, was dem Vernehmen nach bei den chemischen Transmittern stattfindet, die als Peptide bezeichnet werden: »In den Menschen, Tieren, Pflanzen, Eiern, Samen und weiter hinunter bis zu den einzelligen Organismen sind die Peptide die Botenmoleküle, welche die Informationen von einem Zustand zum nächsten tragen. Im Menschen ermöglichen sie den Übergang von der Wahrnehmung oder dem Gedanken oder Gefühl im Geist zu den Botschaften, die vom Gehirn übertragen werden, zu den hormonalen Sekretionen und weiter hinunter zu den zellulären Vorgängen im Körper – dann wieder zurück zum Geist und zum Gehirn – in einer niemals endenden Feedback-Schleife. (*Peace, Love and Healing* von Bernie S. Siegel, M.D., Harper and Row, 1989, S. 36)

Die Bewegung der Kreativität wird ständig durch die Gestalt behindert, die sie hervorbringt. In der Tat locken uns die Formen sehr schnell in die Vergessenheit, wie die Sirenen der Antike die Seeleute verlockten, besonders anziehende Formen wie musikalische, künstlerische, literarische und stoffliche, deren Schönheit gerade ihre Begrenzung verbirgt, indem sie wie bei einer Fata Morgana Andeutungen von Seligkeit und Ekstase gewähren. Der wunderbare Sonnenuntergang, in dem man sich verliert und wo der Beobachter zu verschwinden scheint, ist immer noch ein äußerer Umstand, der als Ablenkung vom möglichen Sichtbarwerden des stummen Sonnenaufgangs und der Erleuchtung in jeder Fiber unseres Seins wirkt. Formen erinnern uns an die – oder genauer gesagt bringen uns zurück zu den Gewohnheiten, deren gestaltgewordene Erscheinungen sie sind. Formen bringen die Nostalgie des Formlosen zum Vorschein, in der die Zukunft und die Vergangenheit eine gelebte Zukunft und vorausgesehene Vergangenheit sind, die sich alle in dem Tanz des Jetzt vereinen. Die Frucht der Haltung des Belassens angesichts dieser Formen ist Einheit, und die Frucht der Einheit (das Verschmelzen von Leben und Intelligenz) ist Kreativität.

Das Ziel der Energie besteht darin, die Materie zu verfeinern, die Filter aufzulösen, durch die das normale Bewußtsein wirkt, um es zu beseelen, zu inspirieren und zu transformieren. In der

146

Stille, wo der logische Verstand nichts mehr zu sagen hat und wo die Logik des Bewußtseins zu seinen letztendlichen Schlüssen gelangt ist, wo der Beobachter mit einem Purzelbaum in die Tiefe gesprungen ist, die beobachtet wurde – im Zeitlosen, Raumlosen und Formlosen – wirkt die Schöpfung.

EMPFÄNGNIS

Was ist Empfängnis? Auf der körperlichen Ebene ist es beim Menschen das Zusammenkommen von Mann und Frau, oder genauer gesagt, das Zusammenkommen von Samen- und Eizelle, welche die genetische Struktur von Vater und Mutter enthalten. Diese beiden Zellen, die als solche nicht vollständig sind, vereinigen sich zu der Zygote, der befruchteten Eizelle. Ein bestimmtes Programm wird in Gang gesetzt. Die Zelle teilt sich in zwei, in vier, in acht, jeweils im rechten Winkel zu der vorigen Teilung. Wenn sich die Zellen natürlich weiterhin so teilten, würden wir als ein riesiger Zellhaufen enden. Nach einiger Zeit endet diese Ordnung, um einer anderen Ordnung Platz zu machen: Die Zellen differenzieren sich nach bestimmten Strukturen wie etwa dem Skelett, dem Blut, dem Nervensystem usw. In dieser Teilung und Differenzierung der Zellen herrscht eine Ordnung, die zur Entstehung eines menschlichen Körpers führt.

Wo es Ordnung gibt, ist auch Intelligenz. Woher kommt diese Intelligenz? Sie kommt nicht von außen. Sie befindet sich im Innern der Zellen und der sie durchdringenden feinen Flüssigkeiten; in der Tat ist sie selbst die Zellen und die Flüssigkeiten. Diese angeborene Intelligenz ist vorhanden, ob der Mensch nun geistig behindert oder normal ist, ebenso wie die Lebenskraft, welche die erste Zelle auf einer bestimmten Stufe der Manifestation, der Gestaltwerdung, darstellt, da bleibt, solange der Mensch lebt. Wir können daher sagen, daß Empfängnis die Inkraftsetzung der Lebenskraft und der innewohnenden Intelligenz ist.

Empfängnis ist das Aufeinandertreffen von drei Bereichen: dem Bereich der Dualität, d.h. von Mann und Frau; dem Bereich der Einheit, d.h. der in Samen und Ei enthaltenen Energie; und dem

Bereich jenseits von Raum, Zeit und Materie, welcher Zeit und Zeitlosigkeit, Raum und Raumlosigkeit und Form (oder Materie) und Formlosigkeit in sich einschließt, dem Bereich von Leben, Intelligenz und Schöpfung. Es ist hierbei, daß das in Samen- und Eizelle enthaltene Leben die erste Zelle, die Zygote, beseelt. Dieses Leben und die innewohnende Intelligenz, die es zugleich ist, erlauben der Programmierung innerhalb der Gene in Gang zu kommen, um den Embryo und Fötus entstehen zu lassen.

Im Alltag werden Tätigkeiten verrichtet, die mit Anstrengung verbunden sind, denn wir befinden uns im Bereich der Dualität. Es gibt zwei Arten von Tätigkeiten: solche, die aus einer Reaktion auf eine vorangegangene Tätigkeit hervorgehen, und solche, die sich wiederholen und unbewußt ständig dem gleichen Muster folgen. Dieses Muster wurde im Augenblick der Geburt festgelegt: Die Art und Weise, wie wir geboren wurden, ist die Art und Weise, wie wir jetzt handeln. Es sieht so aus, als wäre die Geburt eine Spiegelung unserer Empfängnis. Um die Natur der Aktivitäten zu verstehen, die wir im Alltag vollziehen, müssen wir demnach die Empfängnis und die damals vorhandenen Einflüsse begreifen.

Alle Einflüsse, die im Abstrakten vor dem Zusammentreffen von Samen und Ei vorhanden waren, gelangen nun in die erste Zelle. Im Laufe der neunmonatigen Reifezeit in der Gebärmutter festigen sich diese Einflüsse im tiefsten Grund unseres Seins. Sie sind von zweierlei Natur: stofflich und nicht-stofflich. Die stofflichen Einflüsse werden durch die Gene in Form von familiärem, rassischem und kulturellem Erbe weitergegeben. Die nicht-stofflichen Einflüsse sind Muster von Energie und Bewußtsein in Zeit und Raum, doch nicht in Materie; wie unter anderem der Ort, wo, und der Zeitpunkt, wann man empfangen und geboren wurde, die verschiedenen Gedankenformen, Wesen aus anderen Existenzbereichen usw.

Es *gibt* einen weiteren Typ von sogenanntem Einfluß, außerhalb von Raum, Zeit und Materie. Während Leben und Intelligenz seinen Puls gewissermaßen verlangsamt, um Gestalt anzunehmen, drückt es sich als die Idee und dann als Schwingung aus. (Diese Darstellung des Aufeinanderfolgens verfälscht die Natur des tatsächlichen Geschehens, doch der linear denkende Verstand zwingt es uns auf.) Die im Samenkorn enthaltene Energie läßt die Gestalt des Samenkorns fallen, um das Bild der Pflanze zu verwirklichen, die es seiner Bestimmung nach werden soll; dieses Bild, das man als die Idee beschreiben kann, ist bereits im Energiefeld, das den Samen umgibt und durchdringt, eingezeichnet.

Empfängnis ist der Treffpunkt von dem, was innerhalb, außerhalb und jenseits von Raum, Zeit und Materie ist. Es ist ein Zusammentreffen dieser drei Bereiche, das jetzt stattfindet, in jedem lebendigen Augenblick. Wir können deshalb sagen, daß Empfängnis jetzt stattfindet, und jetzt und jetzt... *jetzt!* Warum ist es dann so, daß wir weiterhin empfangen und gleichzeitig fortfahren, bis zu diesem kreativen, explosiven Augenblick der Empfängnis den Ballast der Vergangenheit zu schleppen? Warum sind wir zum Zeitpunkt der Empfängnis nicht frei von diesem Ballast der Vergangenheit? Was ist das Element, das wieder und wieder all die Verletzungen, Schmerzen und Freuden der Vergangenheit bringt? Nichts anderes als der Verstand mit seinem Heißhunger nach Kontrolle, die seinem einzigen Interesse dient, nämlich sein eigenes Überleben zu sichern.

Die Fähigkeit zum Gewahrsein führt zu Begriffsbildung, und die Fähigkeit zu reagieren, auf etwas zu antworten, führt zu Inkraftsetzung. Diese beiden Fähigkeiten werden während der Reifezeit in der Gebärmutter ausgebildet, die Begriffsbildung während der Periode der Nachempfängnis, die Inkraftsetzung in der vorgeburtlichen Phase, die jeweils 4 $1/_2$ Monate dauern. Begriffsbildung wird gewöhnlich als eine Tätigkeit beschrieben, bei der eine Gruppe von Dingen klar definiert wird – im allgemeinen mit Worten. Zum Beispiel besitzen wir vielleicht verschiedene Möbelstücke, und wenn wir über deren Zweck nachdenken, nämlich darauf zu sitzen, erkennen wir, daß sie zum Begriff Stuhl gehören. Könnte es jedoch sein, daß der Begriff »Stuhl« oder Stuhl-heit zuerst kommt, und daß die verschiedenen Gegenstände, die dem Zweck von »Stuhl« dienen, danach kommen? Der Begriff, die Idee, würde dann außerhalb von Raum, Zeit und Materie existieren. Auf dieser Ebene existiert der Verstand, der *Dinge denkt*, als solcher nicht, da er eine Tätigkeit darstellt, die Dinge benennt, genauso wie Stühle die Funktion oder Tätigkeit der Stuhl-heit ausüben, was eine Art von Wirklichkeit darstellt, die zum Bereich von Raum, Zeit und Materie gehört.

Das Inkraftsetzen beinhaltet eine Tätigkeit, da es ausgeübt wird. Könnte es sein, daß Inkraftsetzen das Prinzip des Handelns selbst ist, das innerhalb von Raum, Zeit und Materie umgesetzt wird, und daß die Begriffsbildung das aktivierende Element ist? Bei der Diskussion dieser beiden Aspekte wurde das Bewußtsein ausgelassen. Die Fähigkeit zum Gewahrsein ist nicht das eigentliche Bewußtsein, welches durch seinen Gegenstand definiert wird. Das englische Wort für Bewußtsein, »consciousness«, kommt von den lateinischen Worten *cum* = »mit«, und *scire* = »wissen«, d.h. *mit-zu-wissen*. Die Fähigkeit »mit-zu-wissen« wird also durch den Gegenstand definiert, der »gewußt« wird, auf die gleiche Weise wie die Fähigkeit, ein Musikinstrument zu spielen, durch das gespielte Instrument definiert oder hervorgebracht wird. Daraus folgt, daß das Bewußtsein als solches keine Tätigkeit ist, sondern das erfasste Objekt. Die Fähigkeit kann mehr oder weniger vorhanden sein, das heißt potentiell. Bei der Empfängnis schlägt sich alles nieder, was wir sind, das heißt, es ist in der ersten Zelle bereits potentiell vorhanden. Während der Embryo und der Fötus sich entwickeln, werden verschiedene Fähigkeiten vollendet, eingebettet in die Materie des neuen Wesens. Von Geburt an werden diese Fähigkeiten benutzt. Ist es notwendig, daß sie festgelegt werden? Ist es möglich, einen solchen Zustand des Fließens zu erfahren, daß alle Fähigkeiten nicht länger durch den Gegenstand festgelegt werden, dem sie dienen? Die Fähigkeit zu hören unterscheidet sich von dem Ton, der das Ohr erreicht. Wie steht es mit der Fähigkeit zu *sein*?

Die Bewegung der Transformation vollzieht sich automatisch, natürlich und unbewußt. Oft wird gefragt: warum unbewußt? Die Bewegung der Transformation vollzieht sich außerhalb von Raum, Zeit und Materie, im Bereich der Einheit. Da Einheit herrscht, kann kein Objekt beobachtet werden. Subjektives Bewußtsein hat daher im Bereich der Einheit keinen Platz. In der Natur ist der Auslöser vorprogrammiert, der zwischen zwei Formen wirkt und den Energien der einen Form ermöglicht, diese Form auszulöschen, um sich als neue Form auszudrücken. Diese Programmierung ist die Umsetzung einer Fähigkeit, die natürlich ist. Das gleiche geschieht beim Menschen, und wegen des Selbst-Bewußtseins ist der Auslöser gehemmt. (Das englische Wort *self-consciousness* bedeutet im Deutschen sowohl »Befangenheit, Gehemmtheit« als auch »Bewußtheit, Selbstbewußtsein«, was sehr gut zum Ausdruck bringt, daß das Bewußtsein unserer selbst uns hemmt. *Anm. d. Übersetzers*) Da der Verstand Zeit und Raum, Subjekt und Objekt erschafft, d.h. etwas, dessen das »Ich« sich bewußt ist, hindern wir uns aktiv daran, unser volles Potential als Mensch zu verwirklichen. Das ist auch in der Zelle mit ihrem elementaren Bewußtsein, das danach strebt, sich zu entwickeln, am Werk. Entwicklung ist eine Qualität von Raum, Zeit und Materie, sie ist Teilung. (Die Zellen könnten, wenn sie eine Stimme hätten, sagen: »Ich will mich zweiteilen, um weiterzuleben.«); da Dualität herrscht, wird Transformation folglich verhindert. Eine Zelle, die ihr volles Lichtpotential verwirklicht, kann sich nicht länger teilen. Sobald sich Transformation ereignet, endet die Vermehrung auf der Gestaltebene der vorhergehenden Ordnung. Es gibt Empfängnis, der Ausgangspunkt einer neuen Seinsordnung.

Was ist Transformation? Es gibt eine Form, einen Auslöser und eine neue Form. Die Formen existieren innerhalb von Raum, Zeit und Materie. Was ist das Wesen des Auslösers? Das erste Kennzeichen des Auslösers ist, daß er außerhalb von Raum, Zeit und Materie wirksam ist. Wenn wir das afferente und efferente Muster betrachten, sagt man uns, daß das afferente Muster uns ermöglicht, gewahr zu sein, und das efferente ermöglicht uns zu reagieren. Damit es Normalität geben kann, müssen diese beiden Muster im Gleichgewicht sein. Gewahrsein ist dasjenige Element in uns, das verschiedene Reaktionen in uns auf jeder beliebigen Ebene auslöst.

Wenn wir die Geschlechtsorgane betrachten, so löst das männliche Organ aus, und das weibliche Organ reagiert; das männliche Organ ist demzufolge ein Ausdruck von Afferenz und das weibliche Organ ist ein Ausdruck der Efferenz. Könnte es sein, daß der männliche Aspekt in jedem Menschen zur Auslöserfunktion gehört und deshalb außerhalb von Raum, Zeit und Materie wirkt, während der weibliche Aspekt mehr mit der Materie, dem Stofflichen und Körperlichen zu tun hat? Natürlich kann unabhängig von den Geschlechtsfunktionen eine Frau entweder überwiegend afferent oder efferent sein und ebenso ein Mann.

Das Gefühl des Einsseins, das Liebende in ihrer Umarmung erleben, die *unio mystica* der Mystiker und die alchymische Hochzeit der Alchemisten sind Hinweise auf den Bereich der Einheit, aus dem wir kommen. Diese Ereignisse erinnern uns daran, wer wir wirklich sind. Ein Vorgeschmack auf diesen Zustand der Einheit mag durch äußere Umstände hervorgebracht werden, wie z. B. durch einen schönen Sonnenuntergang, ein himmliches Musikstück, den selbstlosen Vortrag eines Gedichts oder den kraftvollen Eindruck eines Gemäldes. Künstler besitzen die Kraft der Objektivierung. Allerdings sind dieser Vorgeschmack und das Ergebnis durch äußere Einwirkungen zustandegekommen. Letzten Endes muß die Sonne in der Zelle aufgehen, in jeder Faser des Körpers. Die Zelle muß sich selbst empfangen, d.h., sie muß sich selbst entkristallisieren. Indem sie das tut, wird Licht, das ihre Essenz ist, freigesetzt. Erleuchtung ist ein dynamisches Ereignis, eine biologische Erfüllung auf der Zellebene, wie es das Wort »Erleuchtung« beschreibt: *im Licht sein, Licht sein.*

Genauso wie die Lungen während der Reifezeit in der Gebärmutter in Vorbereitung auf ihre künftige Funktion hin geschaffen werden, die erst nach der Geburt ausgeübt wird, so werden auch die Nebenhöhlen in Vorbereitung auf das künftige Leben gebildet. Können wir lernen, mit den Nebenhöhlen sozusagen zu »atmen«, ohne darauf zu warten, daß das künftige Leben entsteht? Oder, mit anderen Worten, können wir das sogenannte künftige Leben jetzt »atmen«? Die Funktion der Nebenhöhlen besteht auf unserer Ebene der Existenz darin, zu ermöglichen, daß Bewußtsein auf verschiedenen Ebenen der Erscheinungsformen ausgedrückt wird. Die Nebenhöhlen empfangen die Kraft aus feinstofflichen Bereichen; diese Kraft senkt sich in die Zirbeldrüse und die Hirnanhangdrüse hinab und wird von dort auf die verschiedenen Nebenhöhlen im Kopf verteilt, von denen jede für den Ausdruck einer anderen Ebene des Bewußtseins sorgt. Innerhalb der Nebenhöhlen befinden sich Sekrete, die mit Luft und Feuchtigkeit verbunden sind. Man kann daher sagen, daß subjektives Bewußtsein auf unserer Ebene der Erscheinungsformen eine Angelegenheit von Absonderungen ist. Entferne die Sekretionen, und was bleibt übrig? Reines, objektives Bewußtsein, weder bestimmend noch festgelegt.

Ebenso wie die Lungen des menschlichen Säuglings weniger fleischig werden und schließlich den Raum schaffen, damit Luft verarbeitet werden kann, scheint die menschliche Entwicklung im Hinblick auf das Bewußtsein damit verbunden zu sein, daß die Nebenhöhlen keine Sekrete mehr ausscheiden, um den Raum frei zu lassen, damit das Bewußtsein sich selbst auslöschen kann. Keine Sekrete bedeutet kein subjektives Bewußtsein, daher kein Zentrum, von dem aus das Gedächtnis arbeiten kann; in dieser Leere kann Verwirklichung stattfinden. Objektives Bewußtsein zeigt sich als das, was es ist: eine Schwingungswelle.

Aus unserer Arbeit mit der Metamorphischen Methode kennen wir die verschiedenen Bewußtseinsebenen, die mit den Nebenhöhlen verbunden sind. Die Keilbeinhöhle empfängt die Kraft, die dem Bewußtsein das Dasein ermöglicht, nachdem die Energie durch die Zirbeldrüse und die Hirnanhangdrüse herabgekommen ist. Die Kraft geht weiter in die Stirnhöhlen, was ermöglicht, daß Bewußtsein nach außen projiziert wird. Ein Teil der Energie geht in die Siebbeinhöhlen, die den Gesichts- und Geruchssinn in den Bereich des Bewußtseins bringen. Weitere Energie geht in die Kieferhöhlen, was ermöglicht, daß Bewußtsein auf der alltäglichen Ebene von Gedanken-Daten ausgedrückt werden kann. Dann gibt es noch Nebenhöhlen hinter den Ohren im Warzenfortsatz (Mastoid), die Energie empfangen; das ermöglicht, daß Kreativität und Vorstellungskraft entstehen und ausgedrückt werden können.

Wenn die Nebenhöhlen von allen Sekreten befreit sind – alle Hindernisse entfernt und kein Schatten möglich – kann dann die Verwirklichung unserer wahren Natur eintreten, eine wahre Empfängnis ohne jeden Ballast der Vergangenheit, der noch weiter getragen wird, Erleuchtung? Der Ausspruch: »Wenn dein Auge einzeln ist, (die Keilbeinhöhle?), wird dein ganzer Körper von Licht erfüllt sein«, scheint darauf hinzuweisen.

Die Sonne taucht gerade über den Baumwipfeln auf. Du gehst geistesabwesend im Wald spazieren. Nach einer Weile hältst du inne und betrachtest den Wald um dich herum und das Tal zu deinen Füßen. Es herrscht vollkommene Harmonie. Ein Gedanke erscheint: »Es gibt noch einen anderen Baum im Wald.« Ein Wind kommt auf, die Bäume bewegen sich. Der ganze Wald atmet, der Boden schwillt an, die Erde ist von Insekten bevölkert. Da ist die Erkenntnis, daß ein menschlicher Körper in Bewegung ist. Du fällst zu Boden, der Verstand, getroffen von der Kraft der Abwesenheit, versichert sich wieder seiner Kontrolle. Du gehst nach Hause zum Abendessen.

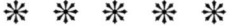

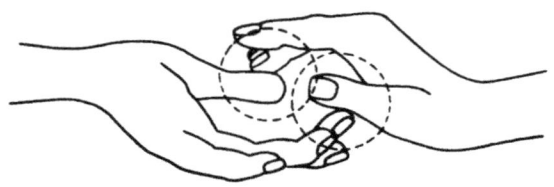

Die Empfängnis-Punkte an den beiden Daumen,
jeweils von einem Finger der anderen Hand gehalten

Im Jahre 1982 wurde Robert St. John die folgende Frage gestellt:
»Wenn es stimmt, was Sie sagen, daß alles, was wir sind, bei der
Empfängnis vorweggenommen ist und in den neun Monaten der
Schwangerschaft festgelegt wird, dann bedeutet das, daß alles, was
wir jetzt sind, potentiell in dieser kleinen Zelle enthalten ist, nicht
wahr? Warum arbeiten wir dann nicht ausschließlich am Empfängnispunkt?«

So schuf er die Arbeit mit dem Empfängnismuster.

Der Empfängnispunkt an den Händen wird an der Außenseite
des ersten Daumengelenks widergespiegelt. Lege deine beiden
Hände mit den Handflächen aufeinander, wobei die Finger in ent-
gegengesetzte Richtung zeigen. (Es ist egal, welche Hand oben ist.)
Lasse die Hände auseinandergleiten, so daß einer der Finger der
oberen Hand (egal, welcher) die Seite des ersten Gelenks am unteren Daumen berührt, und einer der Finger der unteren Hand die
Seite des ersten Gelenks des oberen Daumens berührt. Du er-
zeugst einen kleinen Raum zwischen den Fingern. Stelle dir vor,
daß du selbst genau in der Mitte dieses Raumes bist; stelle dir dich
in diesem Raum vor, oder stelle deinen Namen hinein, oder spüre
dich dort. Du fungierst als Katalysator für dich selbst im Augenblick deiner Empfängnis, die das Ergebnis der Schöpfung ist, und
deine von deiner angeborenen Intelligenz geleitete Lebenskraft
kann das höchste Potential in deiner gegenwärtigen Situation verwirklichen. Es ist nicht nötig, daß du dich gesund oder wohlauf
vorstellst oder dir überhaupt irgendwelche Vorstellungen von dir

machst, da du der Schöpfung mit deinem Willen keinerlei Richtung aufzwingen kannst. Schöpfung, deren Ergebnis Empfängnis ist, liegt jenseits von Raum, Zeit und Materie. Willen gehört in den Bereich von Raum, Zeit und Materie. Du mußt erkennen, daß Willen keinen Einfluß auf das haben kann, was »jenseits« ist.

Da du deinen Willen nicht auferlegen kannst, kannst du auch andere Menschen in den von deinen Fingern geschaffenen Raum einladen, Menschen, die dir genetisch nahestehen wie deine Kinder, Brüder, Schwestern, Eltern, Großeltern, selbst wenn sie schon tot sind. (Wenn sie in dein Bewußtsein treten, sind sie dort immer noch vorhanden.) Nenne nacheinander ihre Namen – die Namen deines Partners oder deiner Partnerin, Ehemanns oder Ehefrau, deiner Freunde, von leidenden Menschen, Menschen im Krankenhaus, die du kennst – in der Erkenntnis, daß ihre von ihrer angeborenen Intelligenz geleitete Lebenskraft das höchste Potential in ihrer Situation freisetzen kann. Du kannst Situationen in diesen von deinen Fingern geschaffenen Raum hineinstellen, Situationen zuhause mit deiner Familie oder am Arbeitsplatz. Stelle die Namen der Menschen, deinen Arbeitsplatz, deine eigene Arbeit hinein. Dies sind alles Erscheinungsformen der Lebenskraft, und die in ihnen enthaltene Energie kann das höchstmögliche Potential freisetzen. Du handelst einfach als Katalysator. Du kannst in diesen Raum die Menschen stellen, mit denen du arbeitest, sagen wir in einer psychiatrischen Klinik, die Ärzte, die Krankenschwestern, und die Arbeit, die du selbst ausübst. Stelle auch größere Ereignisse oder Anlässe hinein, z. B. Feiern, Feste oder Parties; sie sind alle Erscheinungsformen der Lebenskraft, ebenso wie Aufstände, Terrorismus, Kriege in den verschiedensten Teilen der Welt. Die in diesen Erscheinungsformen enthaltene Energie kann das höchste Potential freisetzen. Persönlichkeiten wie Staatsoberhäupter sind repräsentativ für eine bestimmte Bewußtseinsstufe, und die in dieser Stufe enthaltene Energie kann nicht nur sich selbst transformieren, sondern auch das höchste Potential freisetzen. Du kannst auf diese Weise für Tiere als Katalysator dienen: deine Heimtiere;

in Laboren leidende Tiere; sterbende oder neugeborene Tiere; vom Aussterben bedrohte Tiere. All dies sind Erscheinungsformen der Lebenskraft, und die in diesen Erscheinungsformen enthaltene Energie kann das höchste Potential freisetzen. Du kannst deine Pflanzen in den von deinen Fingern geschaffenen Raum hineinstellen: deine Pflanzen zuhause; Wälder, die sterben, niedergebrannt oder abgeholzt werden; neugepflanzte Bäume; sauren Regen; Umweltverschmutzung; den lebendigen Körper der Erde, der durch den Weltraum saust und eine Spur von psychischem Müll hinter sich läßt, der von der Verschmutzung der Menschheit herrührt und das Gleichgewicht anderer planetarischer Welten stört. Du kannst diese Arbeit jeden Tag so lange und so oft du magst machen, in der U-Bahn, im Bus oder im Auto, während du auf jemanden wartest oder mit jemandem zusammensitzt oder wenn du ins Bett gehst. Lasse einfach Menschen und Situationen in dein Bewußtsein kommen, ohne zu versuchen, irgend etwas mit ihnen zu machen. Die Lebenskraft, die diese Dinge auf die Ebene deines Bewußtsein bringt, kann diese Situationen leicht transformieren. Da ist Empfängnis; da ist die Erschaffung einer neuen Welt, und in dieser Aktion entsteht die neue Gegebenheit in ihrer ganzen Pracht und sehnt sich danach, ihre Schönheit zu offenbaren.

NACH-EMPFÄNGNIS

Aus Sinn und Zweck kommen Erscheinungsformen. Sinn und Zweck kann auf verschiedene Weise definiert werden, wie z. B. als Leben, das danach strebt, sich selbst auszudrücken oder um Sein auszudrücken. Die Erscheinungsformen des Lebens sind in der esoterischen Literatur beschrieben worden als Leben, das als Licht in Erscheinung tritt und das, noch ehe es Substanz wird, das Licht des Lebens ist. Auf der Ebene der Erscheinungsformen, auf der der Mensch funktioniert, scheint alles Leben aus Licht und Klang hervorzugehen. Hier scheint ein Herabsteigen von Pulsation zu Schwingung zu den Erscheinungsformen vorzuliegen, was als ein feinstoffliches Mitschwingen des sich verdichtenden Geistes beschrieben wurde. Insofern Liebe die Sprache des Lichtes ist, werden die Lichtimpulse auf einer gröberen Ausdrucksebene als Gefühle empfunden und Klangwellen als Emotionen. Dieser Versuch, das Unbeschreibbare zu beschreiben, wird unternommen, um ein Verständnis auf der Grundlage des Seins, das Einheit ist, zu gewinnen. Die diesem Bereich geschenkte Aufmerksamkeit ist von größter Bedeutung, denn sie hilft, die Lücke zwischen Absicht und Tun zu schließen.

Wenn man von Sinn und Zweck spricht, ist es unmöglich, Notwendigkeit und Absicht außer Acht zu lassen. Soweit es das menschliche Wesen betrifft, scheint die Notwendigkeit darin zu bestehen, die Materie durch den Einsatz von Aufmerksamkeit und Achtsamkeit in eine feinere Substanz zu verwandeln. Und zu diesem Zweck muß Absicht heraufbeschworen werden.

Es gibt zwei Arten von Absicht, wovon die erste und weniger wichtige eine Bewegung des Verstandes ist, eine Projektion in die Zukunft, eine Aktivität der linken Gehirnhälfte. Die zweite Art von

Absicht liegt genau im Kern der Bewegung, die als Handlung endet. Ihre Dynamik wird von Notwendigkeit angetrieben. Sie wird in Kraft gesetzt in der Entwicklung des Embryos und Foetus in der Periode der Nach-Empfängnis, den ersten viereinhalb Monaten der Reifezeit in der Gebärmutter. Sie befindet sich an der Quelle der Erschaffung eines Menschen in den ersten sieben Wochen der Reifezeit, wenn alle Organe gebildet werden. Von der siebten bis zur vierzehnten Woche wird die Absicht als der Impuls und der Motor, der die Bildung der stofflichen Erscheinungsformen des menschlichen Körpers ermöglicht, latent, während das Bewußtsein des Foetus undifferenzierten Monismus erlebt. (Das bedeutet, es herrscht Einheit und alles ist allem anderen gleich.) Dieses Bewußtsein ist verschwommen und kann mit einem Boot verglichen werden, dessen Kapitän der Wind ist. Das Boot treibt steuerlos, wohin der Wind es weht, auf einem Meer, dessen Wellen von den Gefühlen, Emotionen und Neigungen der Mutter erzeugt werden und von der Festlegung der bestimmten Eigenschaften, die dieser neue Mensch benutzen wird, um seinen oder ihren Zweck hier auf der Erde zu erfüllen, der darin besteht, sein oder ihr Potential auf eine einzigartige Weise zu verwirklichen und auf diese Art und Weise die richtigen Mittel herzustellen, um diese Bestimmung zu erfüllen.

Erst wenn der Fötus Dualität und differenzierten Monismus (Es herrscht Einheit und gleichzeitig gibt es das Erkennen von Selbst und Nicht-Selbst.) in den Phasen der ersten Kindsbewegung (von der 18. bis zur 22. Woche der Reifezeit) beziehungsweise der Vor-Geburt (von der 22. Woche bis zum Augenblick der Geburt) erlebt hat, kann die wahre Absicht (die zweite Art) sich mit dem Handeln verbinden. Und das findet als Geburt statt.

Die Periode der Nach-Empfängnis wird im Zeichen von Afferenz gelebt. In verschiedenen früheren Ausgaben des *Journals*[1] haben wir uns mit dem afferenten und dem efferenten Muster beschäftigt, wobei das erstere unsere Fähigkeit ausdrückt, gewahr zu sein, das letztere unsere Fähigkeit auf das zu reagieren, dessen wir gewahr sind. Während der Reifezeit finden wir, daß dasjenige in

Raum, Zeit und Materie Gestalt annimmt, was in der Vor-Empfängnis stattgefunden hat, in jenem Stadium, wo alle Einflüsse, die im Augenblick der Empfängnis zu den charakterischen Merkmalen des künftigen Lebens beitragen werden, sich noch im Abstrakten befinden. Diese Einflüsse sind später in der Zirbeldrüse und der Hirnanhangdrüse widergespiegelt, wie es im Folgenden von Robert St. John erörtert wird:

> Die Zirbeldrüse ist verknüpft mit der Absolutheit des Bewußtseins, der Reinheit der Qualität des **Lebens**. Ebenso wie ein Traum in einem Augenblick der Zeit stattfindet und mit dem Reiz endet, der ihn ausgelöst hat, so ist ein neues Leben in oder auf die Zirbeldrüse ausgerichtet, die zwar noch nicht erschaffen, aber dennoch der Brennpunkt ist. Die Hirnanhangdrüse bringt diesen Brennpunkt einen Schritt näher in Richtung Empfängnis. Sie ist von der Natur eines geistigen oder gedanklichen Musters. Während die Zirbeldrüse den Geist oder das Prinzip der Struktur des künftigen Lebens darstellt, bildet die Hirnanhangdrüse die »Knochen« dieser Struktur.[2]

Die sogenannte Absolutheit von Bewußtsein befindet sich an der Quelle unserer Fähigkeit, gewahr zu sein.

Die Phase der Nach-Empfängnis, die ersten viereinhalb Monate der Reifezeit, ist mit Entwicklung verknüpft, während die Phase der Vor-Geburt, die letzten viereinhalb Monate, mit Vorbereitet-Sein verknüpft ist. Während der ersten Periode wird die Fähigkeit, gewahr zu sein, angelegt, wie auch das afferente Muster, und während der zweiten die Fähigkeit zu reagieren und das efferente Muster. Die erste Periode hat mit dem Bereich von Denken und mit Raum zu tun, während die zweite Periode mit dem Bereich des Körperlichen und der Zeit verbunden ist. Das Bewußtsein der Lage im Raum, das der Embryo und Foetus erfahren, beeinflußt die Art und Weise, wie der zukünftige Mensch über sich selbst als Mensch und Individuum denkt oder fühlt. Das Bewußtsein der zeitlichen Dauer, das während der Phase der Vor-Geburt erlebt wird, wirkt sich auf die Art und Weise aus, wie der Mensch sich in sozialen Beziehungen sieht, was wiederum einen Einfluß auf seinen Handlungsantrieb ausübt.

Im Bereich der Afferenz, die während der Nach-Empfängnis angelegt wird, gibt es in der Art von Rädern im Räderwerk zwei Phasen, in denen verschiedene Sprachen gelernt werden: die Sprache des Seins während des embryonalen Stadiums von der Empfängnis bis zum 49. Tag; und die Sprache von Selbst und Individualität von der siebten bis zur vierzehnten Woche, dem Zeitpunkt, an dem der Foetus autonom wird. Der Tanz der afferenten und efferenten Muster wird aufgeführt. Er beginnt mit dem efferenten Muster, das, da es als Materie auftritt, darauf drängt, sich während der Teilung und Differenzierung der Zellen und der Erschaffung der Organe während der ersten sieben Wochen zur Geltung zu bringen.

Vom Standpunkt der Afferenz aus wird die Materie nicht immer begrüßt. Wir sehen das im Folgenden (Robert St. John):

Die Empfängnis ist kein Zeitpunkt, in dem irgendein besonderer Zustand von Geist oder körperlichem Muster geschaffen wird. Sie ist, genau wie die Geburt, lediglich ein Augenblick des Niederschlags. Unmittelbar nach der Empfängnis kann die Hölle los sein, weil im Augenblick der Empfängnis jeder Faktor, der mit diesem neuen Leben zu tun hat, sich in einem beängstigend kurzen Zeitraum in eine einzelne Zelle aus Materie verwandelt.

Es ist die Materie, die so viel Ungemach verursacht, denn in der Materie wird das Leben gefangen gehalten. Wenn alles, was mit der grundlegenden Qualität von »Leben« einhergeht, Qualitäten von Glück und Kreativität wären, dann bestünde die Aktivität in der einzelnen Zelle im Augenblick der Zeit aus reinen Freudensbezeigungen. Doch das ist selten der Fall. So viel aus dem Muster von dem, was sich niedergeschlagen hat, besteht aus Chaos und Streß; und eine einzelne Zelle ist etwas sehr Kleines.[3]

162

Von der siebten bis zur vierzehnten Woche, wenn das Gehirn bereits arbeitet, wird das afferente Muster angelegt. Es gibt örtlich begrenzte Reaktionen auf Berührung, und die Anzahl von Nerven-Muskel-Verbindungen steigt um das Dreifache. Der gesamte Körper wird bald für Berührung empfänglich, und es gibt eine örtlich begrenzte Reaktion auf einen Reiz anstatt einer totalen. Das diffuse Bewußtsein des Foetus, der immer noch eins mit der Mutter ist, scheint sich in dieser Zeit immer umfassender subtiler Einflüsse bewußt zu werden, wie sie z. B. die Erinnerungen der Vergangenheit darstellen, die aus der Tiefe der Zeit kommen: Elend, Verzweiflung, Leiden, Freude, Liebe und Leidenschaft usw.. Es ist, als würden subtile Antennen erzeugt, die das Gerüst zur Verfügung stellen, über das später Gedankenmuster drapiert werden.

Was bestimmt eigentlich, außer dem genetischen Erbe, die Muster und Strukturen, die den Charakter und die Verhaltensweisen eines neuen Lebewesens in Harmonie mit der einzigartigen Weise bilden, in der der Lebenszweck dieses Wesens erfüllt wird? Durch Resonanz und Affinität mögen bestimmte Energiefelder zu diesem Lebewesen hingezogen werden. Eine aufregende Entwicklung in der Welt der Biologie bietet dafür vielleicht eine Erklärung, wie sie hier von Rupert Sheldrake gegeben wird:

Morphogenetische Felder können als Analogien zu den bekannten physikalischen Feldern betrachtet werden, denn sie sind zur Anordnung physikalischer Veränderungen fähig, obwohl sie selbst nicht unmittelbar beobachtet werden können. Gravitations- und elektromagnetische Felder sind räumliche Strukturen, die unsichtbar, unberührbar, unhörbar, geschmacklos und geruchlos sind; sie lassen sich lediglich durch ihre jeweiligen Schwerkraft- und elektromagnetischen Wirkungen feststellen. Um eine Erklärung dafür zu finden, daß physikalische Felder einander aus der Ferne beeinflussen, ohne daß offensichtlich eine materielle Verbindung zwischen ihnen bestünde, wird diesen hypothetischen Feldern die Eigenschaft zugesprochen, daß sie leeren Raum durchwandern können oder diesen sogar ausmachen. In einem Sinne sind sie nicht-materiell, doch in einem anderen Sinn sind sie Aspekte der Materie, weil sie allein durch ihre Wirkung auf materielle Systeme erkannt werden können. Im Wesentlichen wurde die naturwissenschaftliche Definition von Materie einfach erweitert, um sie in Betracht zu ziehen. In ähnlicher Weise sind morphogenetische Felder räumliche Strukturen, die nur durch ihre morphogenetischen Wirkungen auf materielle Systeme festgestellt werden können; auch sie lassen sich als Aspekte von Materie betrachten, wenn die Definition von Materie noch mehr erweitert wird, um sie einzuschließen.[4]

Weiter oben haben wir eine Parallele gezogen zwischen der Periode der Nach-Empfängnis und einem Aspekt der Bewegung von Energie, der in der Zirbeldrüse widergespiegelt ist und in der Entstehung eines neuen Menschen mündet. Die Zirbeldrüse spiegelt auch eines der Universellen Prinzipien wider, das Prinzip der Geistigkeit, das die Dynamik für die Entfaltung von Kreativität zur Verfügung stellt. Gegner der mechanistischen Evolutionstheorie vertreten die Ansicht, daß »...evolutionäre Neuerungen nicht völlig in den Kategorien von zufälligen Ereignissen erklärbar, sondern auf das Wirken eines schöpferischen Prinzips zurückzuführen sind, das von der mechanistischen Wissenschaft nicht erkannt wird.«[5] Schauen wir uns diese Dynamik einmal an.

Bei einem schöpferischen Akt sind zweierlei Energiebewegungen wirksam, von denen eine vertikal und die andere horizontal ist. Und innerhalb jeder Bewegung gibt es auch ein Rückkopplungsphänomen. Bei der vertikalen Bewegung findet dies zwischen dem inkarnierten »Gedanken« und der Idee an sich statt, was man den schöpferischen Impuls nennen könnte. Bei der horizontalen Bewegung geschieht dies zwischen dem inkarnierten »Gedanken« und den im Gehirn gespeicherten Erinnerungen aus der Vergangenheit. Diese Bewegungen werden in dem folgenden Text aus dem *Journal* beschrieben.

Die sehr feine Energie einer Gedankenschwingung wird hinabgesenkt in eine Lichtform, da sie vom elektromagnetischen Feld, das den menschlichen Körper umgibt, in Übereinstimmung mit den Denkprozessen und dem augenblicklichen Gefühlszustand angezogen wird. Sie wird dann von der Zirbeldrüse aufgenommen, die ihre Frequenz einschätzt und sie transformiert, so daß sie über die Rückenmarksflüssigkeit und das Nervensystem jede Zelle mit ihrem Wissen durchtränken kann. Auf der mikroskopischen Ebene wiederholt sich dieser Prozeß, denn die Zelle ist eine Widerspiegelung des Lichtkörpers und des den menschlichen Körper umgebenden elektromagnetischen Feldes. Wir können annehmen, daß der gleiche Prozeß sich auf der atomaren Ebene wiederholt und so weiter, ad infinitum. Dies können wir die vertikale Bewegung nennen. Die horizontale Bewegung besteht in der Einschätzung jedes Gedankens durch eine Gedanken-«Bank», die das Gedächtnis darstellt. Die Dynamik, die dieser Einschätzung innewohnt, bringt eine Reihe von Assoziationen hervor, die gewöhnlich als »Denken« bezeichnet werden, ein armer Verwandter der explosiven, kreativen Dynamik der vorigen Bewegung. ... Durch eine Art Rückkopplungsprozeß filtert und stößt das stagnierende Bewußtsein, außer in einem unbewachten Augenblick, die feine Energie jeder Gedankenschwingung ab, die keine Bedeutung für die Aufrechterhaltung des Status quo hat.[6]

Die beiden oben beschriebenen Bewegungen verlaufen bei der Entwicklung des Embryos parallel, während er die cephalo-caudalen und proximo-distalen Bewegungen durchläuft. Das wird im folgenden Zitat aus *Die Metamorphische Methode, Grundlagen und Anwendung* erklärt:

Von jener ersten Zelle an durchläuft der menschliche Embryo viele verschiedene Stadien der Entwicklung. In der herkömmlichen Embryologie finden wir eine Beschreibung des Embryos, der zunächst ein bloßer Streifen zu sein scheint, sich dann jedoch in der Länge und zu den Seiten ausdehnt. Dazu gibt es eine Lehrmeinung, nach der dieses Wachstum mit der Entwicklung von Bewußtsein in Wechselwirkung steht, und die das Längenwachstum »cephalo-caudale Entwicklung« und das Seitenwachstum »proximo-distale Entwicklung« nennt.

Cephalo-caudale Entwicklung ist die Bewegung vom Gehirn zur Basis der Wirbelsäule, eine abwärts verlaufende Ausdehnung. Jonathan Daemion sagt über diese Bewegung: »Die körperliche Entwicklung des Embryos läßt dann den Schluß zu, daß eine Menge an Lebensenergie im Kopf konzentriert ist, die nach unten zu drücken beginnt, die unteren Bereiche des Körpers schrittweise belebt und formt.« Proximo-distale Entwicklung ist eine nach außen verlaufende Ausdehnung, eine Bewegung von der Wirbelsäule als Zentrum des Körpers durch die Gliedmaßen nach außen. Wenn Bewußtsein in größerem Maße von der Entwicklung des stofflichen Körpers als einem Gefäß von Bewußtsein abhängig ist, dann entfaltet sich das Bewußtsein des Embryos aus einem eingeschlossenen »Zentrum« nach außen, in die ungeschützteren Gliedmaßen.[7]

Die Brust und der Hals sind die Bereiche des menschlichen Körpers, die die Periode der Nach-Empfängnis widerspiegeln. Wir stellen fest, daß auch das (Universelle) Prinzip des Rhythmus durch das Heben und Senken der Brust beim Atmen mit diesem Körperteil verbunden ist. Das Prinzip der Polarität ist im Kehlkopfbereich widergespiegelt. Als wir uns in der Herbstausgabe 1987 von *Metamorphosis, the Journal of the Metamorphic Association* mit dem Prinzip des Rhythmus beschäftigten, stellten wir fest, daß die Qualität der Energie dieses Prinzips mit der des Prinzips der Geistigkeit verwandt war, wenn auch auf einer gröberen Ausdrucksebene. Und wir haben es mit dem Ausschlag eines Pendels verglichen, das von einem Pol zum anderen schwingt:

Innerhalb dieser Bewegung zeigt sich eine Tendenz zum Anhalten. Darin liegt das Prinzip der Neutralisierung. Die Energie, die die Bewegung ermöglicht hatte, ist verbraucht. Oder so scheint es, von dem Blickwinkel aus, von dem wir das Ereignis betrachten. Doch die Schwingung, die aufgehört zu haben scheint, ist so fein geworden, daß sie für unsere Sinne nicht mehr wahrnehmbar ist. Könnte nicht in der (für unsere Wahrnehmung) scheinbaren Bewegungslosigkeit eine andere Ebene der Erscheinungsform ins Sein treten? ... Es hätte den Anschein, daß die scheinbare Bewegungslosigkeit auf der einen Ebene der Vorbote einer Erscheinungsform auf einer anderen, feineren, viel tieferen Ebene darstellt. T.S. Eliot beschreibt das sehr prägnant in den *Vier Quartetten*:

> *Am ruhenden Pol einer kreisenden Welt.*
> *Weder Fleisch noch fleischlos, weder woher noch wohin.*
> *Am ruhenden Pol, dort ist der Tanz.*
> *Doch weder Halten noch Bewegung...*

Das trifft vielleicht auf der körperlichen Ebene zu, erstreckt sich jedoch auch auf die innere Welt.[8]

...und auf die Welt der Kreativität. Diese ist innig mit einem Gefühl der Erfüllung der eigenen Bestimmung verbunden und kann verstanden werden als »der Drehpunkt vieler Stränge, die Vergangenheit, Gegenwart und Zukunft durch einen überaus wichtigen Übergang miteinander verbinden«,[9] und zwar von dem Bereich innerhalb zum Bereich außerhalb von Raum, Zeit und Materie.

Hat das Wissen von den Vorgängen in der Nach-Empfängnis irgendeine Bedeutung für unseren Alltag? Durch Beobachten sehen wir, daß die verschiedenen Stadien der Reifezeit in der Gebärmutter im Leben wiederholt werden. In der Tat, unsere Reifezeit enthält den Entwurf für die Art und Weise, wie sich unser Leben von der Geburt bis zum Tod entfaltet. In den frühen Monaten der Reifezeit erfahren Embryo und Foetus einen undifferenzierten Monismus, d.h. es herrscht Einheit und alles ist allem anderen gleich, was später von dem Neugeborenen bis zu dem Zeitpunkt, wo das Kind weiß, daß es weiß (wieder) erlebt wird. Auf einer anderen Ebene lesen wir:

> Es ist vielleicht nicht überraschend, daß sich diese Bewußtseinsentfaltung im Mutterleib während unseres ganzen Lebens immer wieder abspielt. Zum Beispiel werden geistige Störungen, Spannungen und Beklemmungen durch gesteigertes Gewahrsein des Körpers oft gelindert oder gelöst, indem Aufmerksamkeit – wie in der cephalo-caudalen Bewegung – aus dem Kopf in den unteren Teil des Körpers gelenkt wird. In ähnlicher Weise verringern sich oft gestörtes Raumempfinden, äußeres Chaos oder eine Unfähigkeit, in der Welt zurechtzukommen, dadurch, daß wir in unsere »Mitte« kommen. Wenn wir uns in unserem Herzen oder im Solarplexus sammeln und von dort nach außen bewegen – wie in der proximo-distalen Bewegung – treten unser Richtungssinn und unsere Begabung klarer hervor.[10]

Wir verstehen daher, wie wichtig es ist, das Selbst heranzubilden und in dem eigenen Sein verankert zu sein. Wirkliche Erdung, d.h. die Materie wahrhaftig anzunehmen, ermöglicht dem Daseinszweck, sich zu erfüllen, indem die Materie, die wir sind, sich selbst transformiert durch das Niederreißen der Begrenzungen, die durch die Kristallisation von Licht entstanden sind. Die cephalocaudale Bewegung stellt uns die erforderliche Schablone zur Verfügung, die die Umkehrbewegung des Seins von der Materie zum Geist ermöglicht. Doch gerade durch die Sublimierung dieser Bewegung kann Kreativität entstehen.

Die Schwankungen von Energie und Bewußtsein, die in der Phase der Nach-Empfängnis stattfinden, können andererseits die Fähigkeit behindern, das Selbst wahrhaftig zu behaupten, was im

Leben zu einem Gefühl der Wertlosigkeit führt. Durch die Unfähigkeit, das Selbst heranzubilden, werden die Grenzen zwischen dieser Sphäre der Existenz und anderen Sphären verschwommen sein, was zur Psychose führen kann. Als Hilfe für die Errichtung und Behauptung seiner Grenzen wird es dieser Mensch brauchen, Schmerzen zu empfinden. Doch je mehr Bewußtsein entsteht, desto mehr verringert sich das Bedürfnis, Schmerz zu empfinden, und die Tendenz zur Psychose kann abnehmen. Die Lust am Leben wird sich durchsetzen und größere Kreativität hervorrufen.

Die proximo-distale Entwicklung, die im Mutterleib erlebt wird, ist die Grundlage für die Suche nach Zentriertheit. Sich in seine Mitte zurückzuziehen, um im Leben leistungsfähiger zu sein, ist eine sehr angesehene Zielvorstellung. Es ist jedoch eine Bewegung, die Ganzheit und Einheit negiert. Und doch ist es eine notwendige Bewegung, denn sie erlaubt es dem Menschen, Dualität ebenso gründlich zu erfahren wie den Unterschied zwischen Selbst und Nicht-Selbst. Die Wurzeln der Dualität, die im Leben während der Jugendzeit erfahren wird, werden in der Phase der Ersten Kindsbewegung gelegt, von der 18. bis zur 22. Woche. Da es in der Einheit keine Mitte geben kann, müssen die verschiedenen Schattierungen des Lichts, die das Zentrum in die Erscheinung bringt, dahinschwinden, damit das eine Licht da sein kann. Und Licht ist unteilbar.

Aus dem Formlosen, Raumlosen, Zeitlosen verlangsamt die Energie ihre Schwingung, und die Essenz des Lebens »verkörpert sich« oder inkarniert. Sie hüllt sich dabei in Materie, die bereits langsamer vibrierendes Licht, sich verdichtende Schichten von Licht ist. Achtsamkeit ist der »Boden«, auf dem Materie auftritt, d.h. »Ozeane von still kreisenden Atomen, die zu Lichtmustern erstarren, die Form genannt werden«. Und diese Fähigkeit zur Achtsamkeit ist es, die während der Periode der Nach-Empfängnis ausgebildet wird.

DIE ERSTE KINDSBEWEGUNG

Im Sinne des Vorgeburtlichen Musters setzt die Phase der ersten Kindsbewegung um die 14. Schwangerschaftswoche ein. Zu diesem Zeitpunkt wird der Fötus autonom. Das elementare Bewußtsein der Zellen, aus denen Organe gebildet werden, übernimmt die Rolle der Selbststeuerung, und der osmotische Zustand zwischen Mutter und Fötus nimmt ab. Im Schutze des Mutterleibs beginnt der Fötus, Unabhängigkeit auszuüben. In einem Sinn bedeutet Autonomie, allein zu sein. Wir entdecken Verantwortlichkeit und beginnen von diesem Standpunkt aus zu funktionieren. Mit anderen Worten: Unsere Fähigkeit zu reagieren tritt in den Vordergrund. Reaktion ist die Tätigkeit, die der Fötus in der ganzen vorgeburtlichen Phase, den letzten viereinhalb Monaten der Reifezeit in der Gebärmutter bis zum Augenblick der Geburt erkundet.

Die Zeit von der 18. bis zur 22. Woche ist gewöhnlich die Periode, in der die Mutter die ersten Flatterbewegungen des Fötus in ihrer Gebärmutter wahrnimmt, so als ob der Fötus an die Tür klopfte und seine Anwesenheit kundtäte. Hier beginnt die Trennung von der Mutter. Auf das Bewußtsein bezogen gibt es die Entdeckung, daß es da draußen etwas gibt, die Wände des Schoßes, eine »Öffnung zur Welt«. Der Gedanke taucht auf, daß, wenn da draußen etwas ist, auch hier drinnen etwas sein muß. Das löst das Bewußtsein von Selbst und Nicht-Selbst und anders-als-Selbst aus; die Samen der Vorstellung von Dualität sind sozusagen gesät.

In einem anderen Zusammenhang gesehen: Wenn wir uns anschauen, was im Garten Eden geschah, kann die Erkenntnis der Autonomie mit dem Essen der Frucht vom Baum der Erkenntnis gleichgesetzt werden, was gemeinhin als »Sündenfall« angesehen wird. Etwas Schreckliches ist geschehen! Doch ich betrachte es als einen außerordentlichen Schritt nach vorn, als Bewegung aus dem verschwommenen Bewußtsein des Tierreiches hinaus, das mit allem eins ist, zu dem Bewußtsein, daß man bewußt ist; in Bezug auf das Bewußtsein ein Schritt auf eine höhere Stufe. Die Allegorie vom Verlassen des Paradieses findet ihre Parallele in der beginnenden Trennung des Fötus von der Mutter.

Von der Phase der ersten Kindsbewegung an beginnt nun die Außenwelt die Innenwelt zu bestimmen. Es gibt ein »da draußen« und ein »hier drinnen«. Wir beginnen auf das zu reagieren, was wir wahrnehmen. Das Empfinden von »Ich« wird in Kraft gesetzt, das zwischen »diesem« und »jenem« unterscheidet. Dualität ist die Einrichtung der Welt von Raum und Zeit mit der sie begleitenden Eigenschaft von Anstrengung, um gewissermaßen die Kluft zu überbrücken, die Welt der Einheit wiederzufinden, es nun aber bewußt zu tun. Die Trennung zwischen »diesem« und »jenem« ruft das Bedürfnis nach Kommunikation hervor, die später im Dialog Anwendung findet.

Die Wirklichkeit nimmt nun »scharfe« Kanten an, im Gegensatz zu der verschwommenen Welt, die in der Phase der Nach-Empfängnis, den ersten viereinhalb Monaten der Reifezeit, vorherrschte. Hier findet der Übergang statt von der Welt des Kennens (der Hund »kennt« seinen Herrn) zu der Welt, in der man weiß, daß man weiß, in Bezug auf das Bewußtsein ein gewaltiger Schritt nach oben. Das Verlassen des Paradieses ermöglicht es der menschlichen Psyche, einen objektiven Blick zu erwerben.

Mit unserer dualistischen Auffassung des Lebens nehmen wir gewöhnlich an, daß ein Bewußtseinsschritt nach oben von einer Krise ausgelöst oder begleitet sein muß. Das ist nicht unbedingt nötig, wie uns Ereignisse aus unserer Zeit zeigen. Ende der sechziger Jahre begannen Raumsonden Photos der Erde zurückzusenden. Dieser technologische Fortschritt fand seine Apotheose darin, daß ein Mensch den Mond betrat. Das war tatsächlich ein Riesenschritt für die Menschheit, als wir durch die Augen von Edgar D.

Mitchell, dem amerikanischen Astronauten, der in den ersten Monaten von 1971 an der Mission der Apollo 14 zum Mond teilnahm, einen objektiven Blick auf die Erde werfen konnten, und zwar von einem anderen Boden aus als der Erde selbst. Dies wurde ohne Krise erreicht, und die Psyche der Menschheit konnte ihre Wohnstatt sehen und beobachten.

Während der Schwangerschaft verläuft die Phase der Nach-Empfängnis im Zeichen des undifferenzierten Monismus, solange der Embryo, der zum Fötus wird, immer noch die Einheit mit der Mutter erlebt. Subjekt und Objekt sind das Gleiche. Dies spielt sich im Tierreich und im Säuglingsalter gleichermaßen ab: Es gibt keine Unterscheidung zwischen der Welt des Tiers und der des Säuglings und dem Rest der Welt.

Mit dem Erwachen des Empfindens von »Ich« findet im werdenden Menschen Abgrenzung oder Unterscheidung statt. Es folgt die Abwendung von dem verschwommenen Bewußtsein von der Welt, und der Blick wird auf die Welt als das Andere geworfen. Das kommt ganz und gar bei der Pubertät zur Geltung, eine Neu-Inszenierung dessen, was in der Phase der ersten Kindsbewegung während der Reifezeit in der Gebärmutter vor sich ging. Das Bewußtsein erkennt nun die Dualität, daß »ich« sich von »du« unterscheidet. Auf der sozialen Ebene dient die Gruppe von Gleichaltrigen, die dann gebildet wird, dazu, daß das Erwachen für eine andere Dimension nicht zu traumatisch wird. Die Verletzlichkeit des Jugendlichen wird gewöhnlich im prahlerischen Verhalten versteckt. Jetzt besteht ein Bedürfnis nach Eroberung und Besitz. Der Sexualinstinkt ist dazu da, um für die Erhaltung der menschlichen Rasse zu sorgen. Das Vergnügen, das mit dem Vollzug des Sexualaktes verbunden ist, dient als Ansporn zur Wiederholung dieser Tätigkeit.

Parallel mit diesem Erwachen entsteht der Drang, auf einer abstrakteren Ebene etwas zu erschaffen. Kreativität ist dabei die Objektivierung der Wahrnehmung des Wesens der Dinge, die innerhalb eines bestimmten Rahmens von Erscheinungsformen ausgedrückt werden, wie z. B. Malen, Dichtung, Musik usw., oder eine

Vertiefung von Bewußtsein. Diese Kreativität, die auf der einen Ebene im Orgasmus ausgedrückt wird, kann indes auch zur Erzeugung der eigenen Hölle verwendet werden. Und dies geschieht im Einklang mit den eigenen Neigungen, Tendenzen und dem Erwachen des Bewußtseins – oder dem Fehlen desselben.

Das Bedürfnis nach Eroberung und Besitz, das Bedürfnis nach dem Festlegen und der Einhaltung von Grenzen, das sich beim Jugendlichen äußert, spielt sich auf der sozialen Ebene in der Kriegerkultur ab. Sobald die Jugendlichen entdecken, daß sie nun beim Aufwenden von Zeit und Energie ihre eigenen Herren sein können, entwickelt sich ein Geschmack an Führung, zunächst einmal innerhalb der verschiedenen Aspekte des Egos, die alle darum kämpfen, anzugeben, Hand in Hand mit der Tendenz, alles abzumurksen, was nicht in das Bild paßt, das man projizieren möchte. Und das wird planlos mit der Gruppe der Gleichaltrigen ausagiert, wo die Rolle Führer oder Gefolgsmann gespielt wird.

Im weiteren Feld der gesellschaftlichen Strukturen schlägt sich das in Machtpolitik nieder, wo Gebiete abgesteckt und geschützt werden. Eigennutz, Neid, Gier und ein aufgeblasenes Selbstbild verwandeln den Führer in einen Diktator. Das Bedürfnis, das Gebiet eines anderen zu erobern, führt zu abweichendem Verhalten. Einzigartig unter den lebenden Arten ist die Bereitschaft im Menschen, Angehörige der eigenen Art, andere Menschen, zu vernichten oder vernichten zu lassen. Wenn nicht eingegriffen wird, führt dieser mörderische Instinkt zum Krieg zwischen Ländern.

Die Weigerung, bewußt zu sein und Bewußtsein anzuwenden – es sei denn, man wird durch äußere Umstände dazu gedrängt –, ist verantwortlich für den Aufbau von Strukturen, die immer mehr einschränken. Beschränkung, Verdrängung und Unterdrückung sind Tätigkeiten, auf die notwendigerweise eine Explosion folgt. Eroberung ist immer von Abwehrmaßnahmen begleitet. Eine primitive Kriegergesellschaft wird darauf aus sein, den Gegner zu besiegen und zu schlagen, was auf ungelöste Konflikte in der menschlichen Psyche hinweist. In einer solchen Gesellschaft wird der Krieg für das höchste Abenteuer gehalten, während Frieden langweilig ist. Der Vietnamkrieg wurde nicht durch Verträge beendet. Das geschah im Wohnzimmer, durch den Ekel und Schmerz über den Verlust so vieler Menschenleben, wodurch das amerikanische Kollektivbewußtsein gezwungen wurde, sich dem zu stellen, was wirklich geschah. Es sieht nicht so aus, als ob die Lektion je gelernt würde, da der Krieg ständig in verschiedenen Teilen der Welt wütet. Da es dem Ethos des Kriegers fremd ist, gereicht es nicht zur Ehre, Frieden zu schließen. Aus Gier werden Willenskämpfe ausgeführt, die in Konflikte ausarten, und Glaubenssätze werden benutzt, um sie zu entschuldigen und zu rechtfertigen. Im Irak hat Sadam Hussein mehr seiner muslimischen Brüder umgebracht als in irgendeinem anderen Land. Andererseits fühlt sich die Kriegergesellschaft arm, wenn sie damit konfrontiert ist, mit Obdachlosigkeit, Analphabetismus und epidemischen Krankheiten fertig zu werden, läßt es aber gern geschehen, daß ein Drittel des Staatshaushaltes ausgegeben wird, um Waffen herzustellen und sich auf Krieg vorzubereiten; so geschehen in den USA.

Das Bewußtsein der Menschheit als ganzer scheint nicht genug entwickelt zu sein, um andere Mittel als Krieg zu suchen, wenn es darum geht, den Spott abzuwehren und der Gier entgegenzutreten, die von einem Dritte-Welt-Krieger-Staat von der Größe Kaliforniens wie dem Irak ausgehen. Beispiele für diese Begrenzung lassen sich in der absichtlichen Unkenntnis des Tauschhandels finden, mit dem ein Ziel erreicht werden kann und der ein Wesensmerkmal der arabischen Kultur ist, während der Eigennutz sogenannter aufgeklärterer europäischer Staaten durch den Verkauf von Senfgas und Atomanlagen befriedigt wurde. Der Zusammenbruch des Kommunismus und der Fall der Berliner Mauer waren Ereignisse, die den Amerikanern gleichgültig waren, da der Verlust von Feinden als eine Beraubung der Möglichkeit gesehen wurde, eine Identität zu definieren. Hier können wir die große Gefahr erkennen, die darin liegt, wenn wir äußere Umstände die Innenwelt der Psyche bestimmen lassen. Die Kriegernatur arbeitet auf der

Ebene, wo der Phallus gezückt wird – sei es in Form eines Speers oder eines Gewehrs. Das ist eine gröbliche Verkehrung der erwachenden Potenz des Jugendlichen.

Die Phase der ersten Kindsbewegung in der Schwangerschaft ist eine Bewegung, die nicht nur auf einer persönlichen sondern auch auf einer gesellschaftlichen Ebene stattfindet. Das Bewußtsein der Menschheit als ganzer unterzieht sich der Kraftproben der Jugendzeit. So schreibt Bob Davis im *Wall Street Journal*:

> Das ist der erste wirkliche Krieg der Welt, wo Zerstörungsszenen unverzüglich durch Satelliten in der ganzen Welt übertragen werden und damit Verbindungen zwischen bedrohten Ländern schaffen, selbst wenn diese Länder einander lange verachtet haben. »Jetzt gibt es eine direkte Verbindung zwischen Tel Aviv und Dhahran,« sagt Issa al Tamimi, ein palästinensischer Geschäftsführer eines Autoverleihs in Ost-Jerusalem, der sieben Jahre lang in Saubi-Arabien gearbeitet hat.

Die Netzwerke der Kommunikation fördern ein globales Bewußtsein, und es ist zu hoffen, daß die Menschen nicht zu unserer Unterhaltung sterben, so wie die Gladiatoren des alten Roms, sondern dazu beitragen, die Bewußtseinsstufe zu heben. Wird es in unserem Zeitalter je zum Erwachsensein kommen?

Im Augenblick kann man die Wiedervereinigung Deutschlands als einen kleinen Schritt in Richtung auf das Erwachsensein ansehen, wie auch Perestroika und Glasnost, obwohl man sich vor den Schlichen der Sowjetunion hüten muß, da die Lage in den baltischen Staaten große Ähnlichkeit mit den Ereignissen von 1967 hat. Der wahrhaft Erwachsene wird die Vollständigkeit von allem erkennen und verstehen, daß es Einheit in der Vielfalt geben kann. Einige Länder beginnen bis zu einem gewissen Grade die Lektionen der Jugendzeit zu integrieren. Erscheint ihnen die Krise im Nahen Osten aus diesem Grund nicht als so bedrohlich wie anderen Ländern, deren territoriale Interessen nicht in Gefahr sind?

Die Phase der ersten Kindsbewegung spiegelt sich im menschlichen Körper auf der Höhe des Sonnengeflechts wider, der energetisch gesehen eine Art Empfänger für die Welt als Ganzes ist. Auf einer anderen Ebene ist das auch der Bereich, wo das Universelle Prinzip der Entsprechung widergespiegelt wird. Dieses Prinzip besagt, daß alles jedes andere widerspiegelt. Nicht zufällig wird der Konflikt, der im Nahen Osten wütet, genau von den Völkern geführt, die daran beteiligt sind. Es heißt, der Irak sei der Ort, wo früher das Paradies lag. Um nochmal das Prinzip der Entsprechung zu benutzen: Wir haben gesehen, daß die Flüssigkeiten den gefühlsmäßigen Aspekt symbolisieren. Der Krieg mit seiner dazugehörigen Bandbreite von Emotionen wird auf einem und teilweise um ein Meer von Öl ausgefochten.

Konflikte können durch eine Erhöhung des Bewußtseins gelöst werden. Die Energie für die Erhöhung kann in der Integration der Kräfte gefunden werden, die der Verstand gerne für die Schlacht einsetzen würde. Wenn jedoch die Gelüste des Verstandes als das erkannt werden, was sie sind, nämlich einfach ein Ausdruck der Kränklichkeit der Psyche, die den Status Quo um jeden Preis aufrechterhalten möchte, dann können die darin enthaltenen Kräfte transformiert werden und können damit eine neue Ebene des Gewahrseins zustande bringen, d.h. eine neue Wirklichkeit.

Wie oben so unten, lautet das Prinzip der Entsprechung. Die Phase der ersten Kindsbewegung im Mutterschoß setzt dieses Prinzip auf der persönlichen Ebene ein und überbrückt damit die Kluft zwischen den persönlichen und den gesellschaftlichen Aspekten unseres Seins, indem es die Fähigkeit des Gewahrseins mit der Fähigkeit zusammenbringt, auf das zu reagieren, dessen wir gewahr sind.

Du bist dein eigener Teufel, du bist dein eigener Gott.
Du hast die Wege gebahnt, die dein Fuß betreten hat.
Und niemand kann dich bewahren vor Irrtum oder Sünde,
solange bis du gehört auf den Geist in dir.

(Einem Maori zugeschrieben)

Wie ist dieser Geist zu finden? Durch das Beenden von Krieg. Der Krieg in jedem von uns wird entfesselt durch den Mangel an Aufmerksamkeit für das, was wir wirklich sind, und durch den Widerstand dagegen, diese Tatsachen zu belassen – seien es Gefühle von Liebe oder Haß, von Schmerzen oder Freuden, Leiden und Schwierigkeiten, sogenannte positive oder negative Eigenschaften usw. Die Energie dieser Tatsachen kann in der Matrix der Haltung des Belassens ihr Potential freisetzen und ihre Umwandlung zuwege bringen. Die Natur lehrt uns, daß Umwandlung eine transzendentale Entwicklung ist, nicht Eroberung und mutwillige Zerstörung. In der Erhöhung des Bewußtseins wird Krieg unnötig; der Friede gedeiht.

Vor-Geburt

In den vorhergehenden Ausgaben des Journals haben wir verschiedene Stadien der Schwangerschaft untersucht. Wir kommen nun zur Phase der Vor-Geburt, die in Bezug auf das vorgeburtliche Muster um die 22. Woche der Schwangerschaft beginnt und mit der Geburt endet.

Bei unserem Studium des vorgeburtlichen Musters erkennen wir, daß während der Reifezeit in der Gebärmutter die Entwicklung des Fötus auf der körperlichen Ebene parallel mit seiner Bewußtseinsentwicklung verläuft. Eigentümliche Verhaltensmuster bilden sich, welche gewissermaßen unsere Geschichte wiederholen, besonders die in Mythologien wie der Schöpfungsgeschichte im Buch Genesis weitergegeben wurden. Entwicklungsstufen dieses neuen Menschenwesens findet man widergespiegelt in der Menschheit als Ganzes.

Das verschwommene Bewußtsein des Fötus, wie es in der Phase der Nach-Empfängnis vorhanden war, ist nicht mehr vorherrschend. Das Bewußtsein von zwei Welten – Selbst und anders-als-Selbst – hat eingesetzt und gestattet nun die Entdeckung und Erfahrung der Vielfältigkeit der Facetten, mit denen sich das Leben in Erscheinung bringt. Diese Periode der Vor-Geburt ist auch mit der Aktivierung des Prinzips von Ursache und Wirkung verbunden, insbesondere mit dem Einrichten des zukünftigen männlichen und weiblichen Rollenspiels. Die Bedeutung der vorgeburtlichen Periode für unser Zeitalter muß hervorgehoben werden, da die zu dieser Periode gehörigen Energien jene sind, die voraussichtlich die Erweckung der Menschheit als Ganzes zu einem neuen Ausdruck von Bewußtsein mit sich bringen: dem Universellen Prinzip der Einheit.

Körper

Zwischen der 18. und 22. Woche beginnt der Fötus ein bewußtes, aktives Leben aufzunehmen und reagiert auf Geräusche und Licht, die von außerhalb des Mutterschoßes kommen. Zu Beginn der vorgeburtlichen Phase verhärtet sich der größte Teil des Skeletts. Um die 24. Woche herum ist der Fötus in der Lage, 24 Stunden lang zu atmen, falls er zu diesem Zeitpunkt geboren wird. Um die 32. Woche herum dreht sich der Fötus mit dem Kopf nach unten und nimmt von der Mutter Stoffe auf, die ihm Immunität gegen Erkrankungen geben, die sie möglicherweise hatte. Die letzten drei Monate werden für das Ansetzen von Fett, die Kräftigung und die Entwicklung von Antikörpern benutzt. Diese Phase der Reifezeit wird an den Füßen von der höchsten Stelle des Längsgewölbes bis zur Ferse sowie von Knöchel zu Knöchel über den Fußrücken widergespiegelt. Dieser Teil des Fußes spiegelt wiederum den unteren Teil des Körpers vom Solarplexus nach unten zum Sacrum und den gesamten Beckenraum wider.

Bewußtsein

Im Mutterleib findet eine parallele Entwicklung von stofflichem Körper und Bewußtsein statt. In der Phase der Vor-Geburt bildet sich der Ausdruck unseres sozialen Seins aus, das als Entwicklung der Fähigkeit, auf die Welt und äußere Anreize zu reagieren, und die Fähigkeit, Beziehungen einzugehen Gestalt annimmt. Reaktionsfähigkeit ist eines der Grundelemente der Efferenz, zusammen mit dem Prinzip des Handelns, das Bewegung ist. Diese Eigenschaften beziehen sich auf die weiblichen Aspekte unseres Seins. (Der männliche Aspekt ist der von Gewahrsein, der als Auslöser fungiert, während der weibliche Aspekt das Prinzip des Handelns als solches ist.)

In der 32. Woche legt sich der Kopf in den Geburtskanal, nachdem sich der Fötus gedreht hat. Im Hinblick auf das Bewußtsein ist diese Bewegung das Vorspiel zu der bevorstehenden Handlung, die darin besteht, geboren zu werden. Diese Phase wird deshalb als »Vorbereitung zum Handeln« bezeichnet.

Betrachten wir nun die Phase der Vor-Geburt im allgemeinen Zusammenhang der drei Hauptabschnitte der Schwangerschaft von der Empfängnis bis zur Geburt: die Phase der Nach-Empfängnis, der ersten Kindsbewegung und der Vor-Geburt. Wie die Tabelle auf der gegenüberliegenden Seite zeigt, lassen sich hier Parallelen feststellen.

Das Buch Genesis erzählt uns die Geschichte von Mann und Frau im Paradies; sie waren eines Selbst, eines Ich vollkommen unbewußt, so wie der Embryo und der Fötus in den ersten 4 1/2 Monaten der Schwangerschaft, der Phase der Nach-Empfängnis. Der Atem des Lebens, der den Lehmklumpen belebt und ihn in einen Menschen verwandelt hatte, aktivierte nun die nächste Stufe aufwärts im Bewußtsein der Menschheit – Adam und Eva wurden Träger einer neuen Art von Bewußtsein, in der gleichen Weise wie Jesus in der christlichen Tradition als Träger des Christus-Bewußtseins diente. Das Auftauchen dieser neuen Bewußtseinsebene geschah, metaphorisch gesprochen, als Eva, die grundlegende Matrix, der weibliche Schoß, von der Frucht des Baumes der Erkenntnis aß. Natürlich sah es der männliche Aspekt des Verstandes aufgrund seines Bedürfnisses nach Struktur und Kontrolle als einen »Sündenfall«. Statt eines Sündenfalls war es allerdings ein ungeheurer Aufschwung in eine andere Dimension, der durch den Atem des Lebens aktiviert wurde. Bis zu diesem Zeitpunkt waren Mann und Frau tierähnlich. Sie wußten, weiter nichts. Und danach wußten Adam und Eva, daß sie wußten. Und sie sahen, daß sie nackt waren. Sie tauchten ein in die Welt der Dualität. Das Verlassen des Paradieses begrüßte die Morgenröte einer neuen Ära: Die bewußte Vereinigung des Lebensodems mit seinen zahllosen Erscheinungsformen als kristallisiertes Licht kann sich jetzt vollziehen.

180

Das vorgeburtliche Muster
Die parallele Entwicklung von Körper und Bewußtsein
eines neuen Wesens im Mutterleib

Stadien	Zeit	Körper	Bewußt-sein	Verhalten	Schöpfung	Entwick-lungs-stufen
Empfängnis	Niederschlag in Raum, Zeit und Materie Vom objektiven zum subjektiven Bewußtsein					
Nach-Emp-fängnis	Von der Empfäng-nis bis zur 7. Woche	Embryo – Gestaltung der Orga-ne	Mensch-sein	Undifferen-zierter Mo-nismus – ich bin du	Mann und Frau im Paradies	Menschen-Tier
	Von der 7. bis zur 14. Wo-che	Fötus ist eins mit der Mutter	Individuali-tät	Einheit ohne Un-terschei-dung		Säuglings-Alter
Erste Kindsbe-wegungen	14. Woche	Autonomie	Öffnung zur Welt	Dualität – ich bin an-ders als du	Adam und Eva essen vom Baum der Er-kenntnis	Pubertät
	Von der 18. bis zur 22. Woche	Mutter spürt Be-wegung des Fötus	Entdek-kung von Selbst und Nicht-Selbst			Jugend-alter Menschen-Mensch
Vor-Geburt	Von der 22. Woche bis zur Geburt	Fötus rea-giert auf äußere Reize	Soziales Sein	Differen-zierter Mo-nismus – du und ich sind eins	Adam and Eva verlas-sen das Paradies	Erwachse-nen-Alter
	Um die 32. Woche	Kopf geht in Geburts-kanal	Vorberei-tung auf Handeln	Einheit in Verschie-denheit		
Geburt	38. Woche	Säugling	Handlung			Menschen-Licht in der Matrix von Menschen-Liebe

181

All die verschiedenen Ereignisse in der Geschichte von Adam und Eva werden in jedem von uns während der verschiedenen Schwangerschaftsphasen nachgespielt. Der Aufenthalt im Paradies ist die Phase der Nach-Empfängnis, wo wir den sogenannten undifferenzierten Monismus erleben. Wir befinden uns in der Einheit ohne jedes Bemerken von Verschiedenheit, wie der Fötus im Mutterleib bis zur 14. Woche. Dann, bei der ersten Kindsbewegung, nach etwa 4 1/2 Monaten, kosten wir gewissermaßen die Frucht vom Baum der Erkenntnis und entdecken Selbst und Nicht-Selbst; wir bekommen eine Ahnung von Dualität. Von diesem Zeitpunkt an, in den letzten 4 1/2 Monaten, kommunizieren wir als Föten mit der Außenwelt. Die Samen des differenzierten Monismus werden gesät, d.h. Einheit in der Verschiedenheit ist möglich. Zu diesem Zweck müssen wir das Paradies verlassen und, wie weiland Adam und Eva, dafür arbeiten. Die Energien der Phase der Vor-Geburt dienen diesem Zweck.

Diese Stadien wiederholen sich im Laufe unseres Lebens. Der erste Teil, die Nach-Empfängnis: Säuglingsalter. Der Säugling weiß nur. Er ist mit allem eins. Und dann, ganz allmählich, verschwindet dieses Muster bis wir das Jugendalter erreichen: »Ich bin anders als du« spiegelt die Muster der ersten Kindsbewegung wider. Das stellt sich im Leben als die Einsicht dar, daß wir einander alle ergänzen. Während der vorgeburtlichen Phase werden die Samen für das Erwachsenenalter gesät. Wir sind eins in unserer Verschiedenheit. Dann kann das neue Kind geboren werden.

Auf einer beträchtlich höheren oder ausgefeilteren und integrierteren Stufe der kognitiven Komplexität finden wir etwas, was wir differenzierten Monismus nennen könnten. Hier wird die Unterscheidbarkeit von Subjekt und Objekt erkannt, aber jedes wird im Hinblick auf seine transaktive oder komplementäre, d.h. sich gegenseitig ergänzende Natur verstanden. Folglich ist: »Subjekt« komplementär zu »Objekt«, »dies« komplementär zu »das«, »ich« bin komplementär zu »dir«, und alles ist komplementär zu allem.

Dieses Stadium gehört eigentlich zum jungen Erwachsenen, läßt sich aber kaum bei irgendeinem Erwachsenen jeder beliebigen Altersstufe feststellen. Das Yin/Yang-Symbol ist eine seiner Darstellungsformen.«

(Dieses Zitat stammt aus einem Artikel von Dr. Mark Braham, in *Metamorphosis, the Journal of the Metamorphic Association*, Nr. 17, Winter/ Frühjahr 1989, S. 32)

Gegenwärtig sehen wir im Bewußtsein der Menschheit, da der Makrokosmos den Mikrokosmos widerspiegelt, wie die beiden Schwangerschaftsstadien der ersten Kindsbewegung und der Vor-Geburt einander in verschiedenen Teilen der Welt in ihrer Darstellung überschneiden. Im Nahen Osten beispielsweise waren Saddam Hussein und George Bush typische Beispiele für jugendliches Verhalten und das, wofür es steht. Die Erweckung des Jugendlichen, der die Welt erobern möchte, wurde durch Saddam Hussein dargestellt, der zunächst in den Iran und dann in Kuwait eindrang. Und die Kriegerkultur der Amerikaner ist ein typisches Beispiel für jugendliches Verhalten, wo das phallische Symbol zu einem ballistischen Symbol in der Scud-Rakete wird. Für den Jugendlichen liegt kein Ruhm in der Hilfe für die Armen, Hungernden oder Vertriebenen, doch es liegt Ruhm in der Eroberung. »Der Golfkrieg hat letzendlich gar nichts verändert, er hinterließ die nahöstlichen Schachbretter ziemlich genau so wie zuvor,« schrieb Peter McKay im *Evening Standard* (21. 5. 91). Die Jugendlichen haben einige Erfahrungen gewonnen, könnten wir wagen zu sagen. Aber um welchen Preis!

Die gleiche Art expansionistische Energie war in Deutschland am Werk und wurde am Ende des Zweiten Weltkrieges gedrosselt. Es mußte eine Phase des Zusammenziehens folgen, die ihren Höhepunkt im Bau der Berliner Mauer 1961 fand. Berlin stellte für mich immer den Solarplexus von Europa dar. Im menschlichen Körper spiegelt sich die Phase der ersten Kindsbewegung auf der Höhe des Solarplexus wider.

Der Beginn einer neuen Ära kündigte sich mit dem Fall der Berliner Mauer an, und die Lektion war irgendwie gelernt worden. Und das Bewußtsein Deutschlands muß sich weiter bewegen. Die deutsche Psyche hat auf einer lokalen Ebene begonnen, die Energien des differenzierten Monismus für den Körper und für das Bewußtsein der Menschheit zu erarbeiten. Das geschieht auf der Gefühlsebene und hat Auswirkungen auf zahllose Menschen, die lernen müssen, sich mit ihren Nachbarn zu vertragen. Um zu verschmelzen und sich wirklich zu vereinigen, muß die unabhängige und objektive Existenz des »anderen« anerkannt werden. Im Augenblick ist für die ehemaligen West- und Ostdeutschen das Stadium der Exklusivität beendet, das für das Jugendalter charakteristisch ist.

Der größte Teil Europas erlebt das gleiche, allerdings auf der mentalen Ebene, durch die Bildung der Europäischen Gemeinschaft. Das ist eine überdimensionale Hochzeit mit ihren dazugehörigen Schwierigkeiten. Der Ehevertrag ist schwierig aufzusetzen, da es so viele Partner gibt. Normalerweise, sobald die Flitterwochen vorbei sind und das Paar sich niedergelassen hat, um miteinander zu leben, spiegeln die Partner notwendigerweise das Verhalten des anderen wider und kommen zu einer Einigung, daß bestimmte Aspekte nicht angesprochen und Zugeständnisse gemacht werden. Doch sobald viele Partner zusammenkommen, wird eine Einigung mit einem Partner vielleicht von allen anderen nicht akzeptiert. Die hier erforderlichen Qualitäten sind Toleranz, Verständnis und Großzügigkeit. Auf diese Weise kann ein wahrer Erwachsener zutage treten. Geschieht das durch die Arbeit der Vereinten Nationen?

Die Phase der Vorgeburt ist im Körper vom Solarplexus bis hinunter zur Basis des Kreuzbeins widergespiegelt. Auf einer anderen Ebene ist dies auch der Bereich, wo das Universelle Prinzip von Ursache und Wirkung widergespiegelt wird. Dieses Prinzip besagt: »Wie du säest, so wirst du ernten.« Jede Ursache hat eine Wirkung, jede Wirkung geht auf die Ursache zurück. Im Bereich der menschlichen Betätigungen ist dieses Prinzip mit der »Verursachung« eines neuen Lebens durch sexuelle Vereinigung verbunden. Der Mutterschoß steht für das Prinzip des Handelns, das Bewegung ist, während das männliche Organ der Auslöser ist, der das Sperma zur Befruchtung des Eies liefert. Das männliche Prinzip mit seiner dazugehörigen Qualität der Afferenz kommt mit dem weiblichen Prinzip mit seiner dazugehörigen Qualität der Efferenz zusammen. Das Erzeugen eines Kindes bedeutet, durch beide Eltern außerhalb ihrer selbst Einheit zu finden. Es ist die Vereinigung ihrer grundlegensten Eigenschaften, ihrer Gene.

Sobald eine Vereinigung von Energie stattgefunden hat und ein Gleichgewicht der Kräfte herrscht, kann die nächste Rolle in der Menschheit als ganzes ins Spiel kommen. Die Matrix des Bewußtseins der Menschheit ist darauf ausgerichtet, daß die Energien des nächsten Universellen Prinzips erwachen und in Kraft treten. Und das ist das Prinzip der Einheit. Das neue Kind kann geboren werden.

Da die Überbevölkerung zum Problem wird, sollte man nicht hier innehalten und die sexuelle Rolle von Mann und Frau in Frage stellen? In der Vergangenheit war die Fortpflanzung vorherrschend, weil die Erde bevölkert werden mußte. Und die Lust, die mit der sexuellen Funktion verknüpft ist, diente bis zu einem gewissen Grade einem Zweck. Doch heute, könnte Lust nicht als ein Mittel zur Verherrlichung der Materie betrachtet werden, eben jener Materie, die das Tor und das Sprungbrett für die Erfüllung unseres Potentials als Menschenwesen ist? Die biologische Funktion der Frauen, die teilweise im Austragen von Kindern bestand, muß jetzt einer kosmischen Funktion des Umfassens und Haltens den Vorrang geben, worin der männliche und der weibliche Aspekt das Inkrafttreten einer neuen Ordnung auslösen kann. Die Materie als ganzes muß durch die Gebärmutter willkommen geheißen werden, die vollkommen gegenwärtig ist und nicht mehr durch die Erzeugung von Kindern abgelenkt wird. Auf einer feineren Ebene wird eine neue Matrix geschaffen, wo die Energie und das aktivierende

Bewußtsein des männlichen Prinzips wirken kann, damit das Universelle Prinzip der Einheit umgesetzt werden kann. Das ist das Kind des wahren Neuen Zeitalters.

DIE BEWEGUNG DER GEBURT

Sinn und Zweck der Natur ist es, Früchte hervorzubringen. Wir sind Teil der Natur und erzeugen darum unsere eigene Frucht. Dies beginnt mit der Bildung der Samen- und der Eizelle im menschlichen Körper und endet mit der Geburt eines Kindes. Diese Programmierung ist festgelegt. Außer wenn die Gene, die die frühe Entwicklung des Embryos instrumentieren, geschädigt oder durch Mutation verändert sind, folgt die embryonale Entwicklung ihrem ordnungsgemäßen Lauf, indem sie ein menschliches Wesen und keine insektenartige Form hervorbringt. Aber die Geburt eines Menschen ist viel mehr als die Ausführung des Programms der Natur. Denn in diesem neuen Wesen gibt es ein Bewußtsein, das irgendwann einmal wissen wird, daß es weiß. Das ist mehr als man von der Erschaffung eines Tieres, einer Pflanze oder eines Sterns sagen kann. Diese werden auf mehr oder weniger elementaren Ebenen lediglich wissen. Für uns muß die Geburt als Beginn zweier Entwicklungsprozesse angesehen werden: die Entwicklung des Körpers und die des Bewußtseins.

Die Theorie der Evolution, die besagt, daß der Embryo nicht durch die Befruchtung entsteht, sondern aus einer bereits existierenden Form hervorgeht, hat es fertiggebracht, das einzigartige Element zu übergehen, das das Menschenreich so sehr von allen anderen Reichen unterscheidet. Woher kommt die Fähigkeit, uns unseres Bewußtseins bewußt zu sein? Der Gedanke der Entstehung der Arten durch die Entwicklung aus früheren Formen und nicht durch eine besondere Schöpfung, der von den Anhängern der Evolutionstheorie vertreten wird, kann darauf keine Antwort geben. Es gab eine Unterbrechung im Kontinuum der Bildung von komplexeren Formen, die aus den weniger entwickelten hervorgingen.

Und in der Unterbrechung wurde eine neue Ordnung eingeleitet: Bewußtsein, das seiner selbst gewahr ist. Was hat die Geburt dieser neuen Ordnung ausgelöst? Wer war die Hebamme? Woher? Wohin? Warum? Die Schöpfungsgeschichte gibt uns eine spannende Antwort: »Da formte Gott, der Herr, den Menschen aus Erde vom Ackerboden und blies in seine Nase den Lebensatem. So wurde der Mensch zu einem lebendigen Wesen.« (Buch Genesis 2, 7) Der Lebensatem! Unser Ziel ist es, mit dieser Erörterung seine Handlungen und die Wege, wie er bei der Geburt in Erscheinung tritt, zu betrachten. [Alle Bibelzitate in diesem Text aus: *Neue Jerusalemer Bibel*, Einheitsübersetzung, Verlag Herder, Freiburg im Breisgau 1985; A. d. Übers.]

Um die Forschungsergebnisse der Neuen Physik wieder aufzunehmen, scheint es plausibel zu sein, zu sagen, daß die Elemente, welche die uns eigene Fähigkeit haben entstehen lassen, nämlich zu wissen, daß wir wissen, nicht nur im Herzen der vorhandenen Formen gesucht werden müssen, sondern auch in einem allumfassenden Urgrund namens Leben und Intelligenz, womit der lineare evolutionstheoretische Ansatz durch eine globale Vision ersetzt wird. Es ist, als wenn die chemische Verbindung von zwei Volumen Wasserstoff und einem Volumen Sauerstoff in der Form von H_2O sich entscheiden würde, in den drei Formen von Eis, Wasser und Dampf Gestalt anzunehmen; hier treten Leben und Intelligenz als Natur, Mensch und Bewußtsein in Erscheinung. Doch um Eis in Wasser zu verwandeln, ist eine äußere Energiequelle in Form von Hitze erforderlich. Bei den Menschen dagegen scheint das Bewußtsein als solches in Art von wahrer Aufmerksamkeit für Tatsachen zu genügen, um die »Hitze« zur Verfügung zu stellen, die das Herz der Zellen erleuchtet und das menschliche Tier in einen Menschen verwandelt.

Der Beginn, an dem Leben und Intelligenz Gestalt annehmen, ist für uns die Empfängnis. Alle Elemente, materiell und nicht materiell, genetisch und karmisch, die einen neuen Menschen erschaffen, schlagen sich in Raum, Zeit und Materie nieder und werden im

Verlauf der neun Schwangerschaftsmonate im Urgrund des neuen Lebewesens angelegt. Die Geburt bedeutet das Ende dieser Vorbereitung und den Beginn der Verwirklichung all der Potentiale, mit denen der neue Mensch ausgestattet ist. Der Geburtsakt, der mit der Trennung von Fötus und Mutter endet, wird hauptsächlich durch die bewußte Bereitschaft oder den bewußten Widerwillen des Fötus bestimmt, in eine neue Welt aufzutauchen, und zum Teil durch die Hingabe der Mutter an die Kräfte, die sie öffnen. In Übereinstimmung mit dem Wissen, daß das vorgeburtliche Muster in der Gebärmutter sich außerhalb des Mutterschoßes wiederholt, wird die Art und Weise, wie wir geboren werden, die Art und Weise, wie wir im Leben handeln.

Mit der Trennung von Mutter und Kind wird die Einzigartigkeit eines jeden von beiden bekräftigt. Es gibt ein Enden und ein Beginnen, eine Beschleunigen und ein Loslassen. Die Mutter ist am Ende ihrer Rolle als Trägerin eines neuen Lebens und als Matrix angelangt. Das Kind dagegen lernt zum ersten Mal Handeln kennen. Zum ersten Mal erfährt es Autonomie im größeren Schoß des Kosmos in Gestalt einer Beschleunigung, die es vom Säuglings- zum Erwachsenenalter tragen wird, von der Wiege bis zum Grab. Das ist der Pfad, den wir vermutlich in unserem Leben durchschreiten müssen, um Einheit zu erlangen. Diese Einheit glaubt man meistens in der Auflösung der körperlichen Form, d. h. im Tod zu finden, als ob das Geschenk des ewigen Lebens zum Preis der vergänglichen Materie zu bekommen wäre. Es scheint, als ob der Verstand dieses Konzept entwickelt hat, um den Menschen voll unter seiner Kontrolle zu halten. Das muß jetzt in Frage gestellt werden. Denn könnte es sein, daß die Auflösung der vielfältigen Formen, die sich versammeln, um ein Menschenwesen zusammenzusetzen, nicht der festgelegten Programmierung der Natur folgen muß, in der Tod eine Gewißheit ist? Muß der Eisblock als besondere Form verschwinden, wenn und falls er seine wahre Natur entdeckt, nämlich, daß er nichts anderes als H_2O ist? Muß das Bewußtsein der elementaren Form des Feuers aufgehoben werden, wenn es von der Sonne verschlungen werden soll? Ist es notwendig, den Tod und die Vereinigung dessen, was wir sind, in Betracht zu ziehen: eben dieses Leben und Intelligenz? Ist es notwendig, daß der Körper stirbt, sodaß die Vereinigung dessen, wer wir sind und was wir sind, eben dieses Leben und Intelligenz, vollendet wird? Offensichtlich nicht.

Was ist Geburt? Auf der stofflichen Ebene ist es das Auftauchen einer neuen Erscheinungsform des Lebens aus dem Mutterschoß. Es ist das greifbare Ergebnis des Orgasmus, wobei Empfängnis und Geburt die beiden Hauptschritte in Raum, Zeit und Materie sind, die das Bewußtsein benutzt, um sich zu inkarnieren, d.h. um Fleisch zu werden. Könnte das ein Echo auf die Worte der Heiligen Schrift sein: »Und das Wort ist Fleisch geworden und hat unter uns gewohnt...« (Joh. 1, 14)?

Empfängnis wäre demnach der Übergang von Energie und Bewußtsein von der feineren Ebene des Zeitlosen, Formlosen und Raumlosen auf die Ebene der Form, des Endlichen und des Zeitlichen. Die Geburt wiederholt das gleiche Ritual des Übergangs, doch auf einer gröberen Schwingungsebene in einer Art absteigender Spirale. Der sogenannte Abstieg in die Materie wird jedoch ausgeglichen durch das Aufsteigen des Potentials der Verwirklichung. Alle diese Ebenen, die zusammengekommen sind, um das neue Leben mit seinen spezifischen Merkmalen zu erschaffen, sind genau die Elemente, die jene Erscheinungsform des Lebens – nämlich uns – zu unserer vollen Verwirklichung bringen können.

Seit Anbeginn der Zeit ist der Glaube, daß die Arbeit des Menschen auf der Erde darin besteht, Bewußtsein zu inkarnieren (als ob ein Tier nicht bewußt wäre) vom Verstand aufrechterhalten worden, der damit versucht, seine Vorherrschaft zu behaupten. Das hat zu allen möglichen Bestrebungen, Suchen und Übungen geführt, die der Verstand eifrig erfunden hat, um die Illusion aufrechtzuerhalten. Der anthropozentrische Weltblick wird durch die Illusion einer Mitte erzeugt, die der Verstand gern nährt. Jedoch der tiefe innere Drang von der Ebene des Lebens und der Intelligenz, alles loszulassen – mentale Projektionen, Strukturen und Muster, Gesetze und Prinzipien –, erschafft einen Zustand des Einklangs mit den kosmischen Kräften und fördert damit das Verständnis, daß wir nichts anderes tun können, als alles zu belassen. Der Kosmos sorgt für uns. »Wenn aber Gott schon das Gras so prächtig kleidet, das heute auf dem Feld steht und morgen ins Feuer geworfen wird: wieviel mehr dann euch, ihr Kleingläubigen!« (Matth. 6, 30) Der Kosmos drängt uns dazu, das Notwendige zu tun, jenseits von Wünschen und Bedürfnissen. Das ist schöpferisches Handeln, das die Bewegung der Geburt auslöst, jenseits der Illusion eines Zentrums. Es gibt keine Ungleichheit mehr zwischen Denken und Tun, denn Körper und Geist sind eins.

Wenn wir einen Docht nehmen und ihn immer wieder in flüssiges heißes Wachs tauchen, um eine runde Kerze zu machen, scheint es etwas zu geben, was man als das Herz der Kerze bezeichnen könnte und durch Berechnung kann man sehr wohl ihren möglichen Mittelpunkt bestimmen. Doch wenn die Erforschung dieses sogenannten Zentrums fortgesetzt wird, kommt der Beobachter in der Masse der Materie an einen Punkt, der nirgendwo liegt, der nur eine Ansammlung sich schneidender Linien darstellt, die durch den Beobachter selbst produziert werden. Ein Punkt hat keine Dimension.

In gewisser Hinsicht sind wir wie dieser Wachsklumpen, ein Netzwerk sich überschneidender Kräfte, deren Schwingungen ziemlich langsam sind. Unsere Fähigkeit, uns bewußt zu sein, daß wir bewußt sind, beinhaltet eine schnellere Schwingungsfrequenz, die uns den Überblick über jene sich überschneidenden Kräfte erlaubt. Doch das Bedürfnis, nach einer Mitte zu suchen, das der Verstand erzeugt, erhält die Illusion aufrecht, daß sie existiert.

In der Schöpfungsgeschichte lesen wir, daß Eva die Frucht vom Baum der Erkenntnis von Gut und Böse aß und mit Adam teilte. (Genesis 3, 6) Beide wurden aus dem Paradies geworfen. Im Artikel über Vor-Geburt haben wir eine Parallele gezogen zwischen den verschiedenen Stadien der Bewußtseinsentwicklung im Mutterschoß, genauer gesagt: Nach-Empfängnis, erste Kindsbewegung und Vor-Geburt, und den Entwicklungstadien des Menschen sowie den mit ihnen verbundenen Verhaltensmustern. Wir haben festgestellt, daß die Phase der Nach-Empfängnis im Säuglingsalter nachgespielt wird, wo der Mensch undifferenzierten Monismus erlebt, eine Parallele zur osmotischen Verbindung zwischen Fötus und Mutter in den ersten vierzehn Wochen der Reifezeit in der Gebärmutter. Wir haben ferner erkannt, daß die Periode der Pubertät mit der Entdeckung der Dualität verbunden ist, ein Stadium, das der Fötus im Alter von viereinhalb Monaten durchlebt. Im Erwachsenenalter wird der differenzierte Monismus entdeckt, eine Wiederholung dessen, was der Fötus in der vorgeburtlichen Phase erlebte. Diese drei Stadien sind in der Mythologie, und genauer noch in der Schöpfungsgeschichte beschrieben worden. Nach der Ermahnung, nicht von den Früchten vom Baum der Erkenntnis von Gut und Böse zu essen (Genesis 2, 17), heißt es: »...Aber eine Hilfe, die dem Menschen entsprach, fand er nicht.« (Genesis 2, 20) Und so wurde die Frau erschaffen, die neue archetypische Matrix, dem Manne gleich, doch mit der Fähigkeit, in die Mitte des Gartens zu gehen (zum Zentrum?), wo es zwei Bäume gab, den Baum des Lebens und den Baum der Erkenntnis von Gut und Böse. Sie befreite sich von der Illusion der Gleichartigkeit. Noch zwei weitere Illusionen waren aufzulösen: Dualität und Getrenntsein.

Aus der Masse der Menschen, die immer noch auf der Ebene des Tierbewußtseins funktionierten, trat eine Frau hervor, die den Mut hatte, die Einladung der Schlange anzunehmen, als ob die archteypische Matrix in der Essenz ihrer Natur die Zeugungskraft gefunden hätte, eine weitaus all-umfassendere Stufe von Bewußtsein zu erklimmen. Die Schlange stellt die afferente Zeugungskraft innerhalb der universellen, das Ununterschiedene enthaltenden Matrix dar, welche die durch die Frau symbolisierte Natur ist. Frau wird zu Eva, d.h. unterschieden, und lädt Adam zu dem Fest ein, womit sie ihn auf die neue Bewußtseinsstufe des Menschseins bringt.

Natürlich mußten Adam und Eva das Paradies des undifferenzierten Monismus verlassen, um die Dualität zu erforschen. »...und sie erkannten, daß sie nackt waren.« (Genesis 3, 7) Von diesem Zeitpunkt an gab es die Fähigkeit, bewußt auf das zu reagieren, was einem bewußt ist, einem der beiden Faktoren (der andere betrifft die Fähigkeit, sich bewußt zu sein, daß man bewußt ist), der das Menschenreich von allen anderen Reichen unterscheidet. Der Tanz vom efferenten und afferenten Muster kann aufgeführt werden. Endlich kann die Materie sich ihrer selbst bewußt sein und kann auf das reagieren, wessen sie sich bewußt ist. Komplementarität (gegenseitige Ergänzung) tritt in Erscheinung. Das Prinzip des Geschlechts, die männlichen und weiblichen Aspekte unseres Wesens, die in dem ersten Bericht der Schöpfungsgeschichte vorgestellt worden waren: »Gott schuf also den Menschen als sein Abbild; als Abbild Gottes schuf er ihn. Als Mann und Frau schuf er sie!« (Genesis 1, 27), kann nun aufgrund seiner Dynamik den neuen Zyklus einleiten, in dem das Kind der Archetyp von Vereinigung ist.

Afferenz ist der Ausdruck unserer Fähigkeit, gewahr zu sein, während Efferenz Reaktion in Raum, Zeit und Materie ist. Die höchstmögliche Art der Reaktion ist das wahrhaftige Annehmen des Bewußtseins, das wir sind, jenseits der Illusion, daß wir nicht völlig inkarniert seien, was nichts weiter ist als das Bild, das die Efferenz von der Afferenz hat. Das Essen der Frucht der Erkenntnis steht symbolisch für ein totales Einlassen auf das inkarnierte Bewußtsein, aber wir erhalten die Illusion aufrecht, daß wir kaum inkarniert wären, indem wir nach etwas greifen, was wir bereits sind. Diese Illusion beruht darauf, daß wir immer noch denken, wir befänden uns auf der Ebene des Absteigens in die Materie, doch Tatsache ist, daß das Bewußtsein, das wir sind, ständig danach strebt, sich von der Materie zu lösen, indem es sie umwandelt.

Sobald das Kind den Mutterleib verläßt, wird das elementare Bewußtsein des Fötus, das von Leben und Intelligenz gelenkt wird, die den Geburtsvorgang bestimmt haben, zum Bewußtsein eines unabhängigen Wesens. Der Sprung in das Unbekannte mag Ängstlichkeit, Furchtsamkeit, Anklammern und den Wunsch zur Rückkehr in einen Zustand scheinbaren Nichtstuns hervorrufen, der vorherrschte, als der Fötus noch im Fruchtwasser schwamm. Doch nun gibt es keine Umkehr mehr.

Eine Parallele dazu finden wir im gegenwärtigen Zustand der Welt. Es ist offensichtlich, daß wir eine Beschleunigung der Evolution auf vielen Ebenen erleben, auf technischer wie auf menschlicher, auf rationaler wie auf spiritueller Ebene. Paradigmenwechsel werden genannt, wie z. B. nach-industrielle Epoche, Gesellschaftskrise, die letzten Ausläufer des Fischezeitalters und der Beginn des Wassermannzeitalters. Könnte es nicht sein, daß all diese Wirren lediglich ein Hinweis darauf sind, daß sich eine tiefgreifende Umwandlung vollzieht? Die Samen, die vor zweitausend Jahren zu Beginn des christlichen Zeitalters gesät wurden, sind nun bereit aufzugehen, was Tod, Zerstörung und Verschwinden alter Denkmuster bedeutet, die seinerzeit für notwendig gehalten wurden. All die Strukturen und Übungen, ob sie nun sozialer oder religiöser Art waren, die diese Muster erschufen, müssen nun gehen. Die Schale wird überflüssig, wenn die Energie in der Eichel einen Keim treibt und Wurzeln in den Boden aussendet. Wir müssen all die Bezugssysteme und Annahmen loslassen, mit denen wir unser Leben bisher gelebt haben, sogar die Sicherheit der Wahrheiten, die absolut und ewig zu sein schienen, um an der Dynamik teilzuhaben, durch die das Leben diese neue Dimension erschafft, in der wir auftauchen. Wo ist der Raupengott, der von all diesen kleinen pelzigen Geschöpfen so verehrt wurde, sobald sie Schmetterlinge werden?

Die Metamorphose hat bei diesem Geburtsvorgang eine wichtige Rolle inne, da eine Art Hebamme benötigt wird, die dabei helfen kann, daß diese neue Seinsweise auf die Welt kommt, ohne irgendeinen Bezugsrahmen oder begrenzte Wahrheiten überzustülpen. Die Matrix der Haltung des Belassens, welche die Metamorphiker verkörpern, fördert die Geburt dieser neuen Dimension.

Um welche Dimension handelt es sich? Die Eltern bringen ein Kind zur Welt, das ihrer beider Vereinigung verkörpert. Die Geburt, bei der wir im Augenblick die Hebammen sind, ist die Geburt eines neuen Prinzips, des Prinzips der Einheit. »Ich und der Vater sind eins.« (Joh. 10, 30) Wenn das afferente und efferente Muster sich vereinigen, das Bewußtsein und die Fähigkeit zu reagieren, kann das Bild zerbrochen werden, das Abbild Gottes, das der Mensch sein soll. Damals sprach Gott: »Laßt uns Menschen machen als unser Abbild, uns ähnlich.« (Genesis 1, 26). Der Baum des Lebens darf umarmt werden, der dem dualistischen Menschen verboten war. Damals sprach Gott: »Seht, der Mensch ist geworden wie wir, er erkennt Gut und Böse. Daß er jetzt nicht die Hand ausstreckt, auch vom Baum des Lebens nimmt und ewig lebe!« (Genesis 3, 22) Mit anderen Worten: Zuerst wurde der Mensch nach dem Abbild Gottes geschaffen. Dann entstand der dualistische Mensch, dem es verboten war, vom Baum des Lebens zu pflücken. Das endete in Christus' Bestätigung der Einheit von Vater und Sohn. Darum ist es in der Einheit möglich, das Geschenk des ewigen Lebens miteinander zu teilen, die Erfüllung des Mysteriums des Daseins. Ewigkeit ist die Erfüllung unseres Lebenszweckes. Das Kind des Lichts in der Matrix der Liebe darf in die Ewigkeit eingehen.

Anmerkungen

Korrespondenz kontra Kausalität

1 In diesem Buch, S. 71; 2 S. 73; 3 S. 80f.; 4 S. 81; 5 S. 93; 6 S. 96

Nach-Empfängnis

1 *Metamorphosis, The Journal of the Metamorphic Association*, Nr. 9, Sommer 1986, S. 19-23; Nr. 14, Winter/Frühjahr 1988, S. 33-37; Nr. 17, Winter/Frühjahr 1989, S. 30-33; Nr. 20, Winter/Frühjahr 1990, S. 8-22.

2 Robert St. John, *Metamorphosis. A text book on Prenatal Therapy.* S. 45. (dt. *Metamorphose. Die pränatale Therapie*, Synthesis-Verlag, Essen 1984)

3 ebda.

4 Rupert Sheldrake, *A New Science of Life*, Granada Publ. Ltd., 1983, S. 72. (dt. *Eine neue Wissenschaft des Lebens*)

5 ebda., S. 24

6 *Journal*, Nr. 16, Herbst 1988, S. 6

7 Gaston Saint-Pierre und Debbie Shapiro, *The Metamorphic Technique*, Element Books, 1989, S. 19-20. (dt. *Die Metamorphische Methode*, Ryvellus bei Neue Erde, Saarbrücken 2006, S. 34-35) Jonathan Daemion, *Holistic Phenomenology – Emotion and Consciousness* (Unveröffentlichtes Material)

8 Journal, Nr. 13, Herbst 1987, S. 5-6

9 Journal, Nr. 22, Herbst 1990, S. 8-9

10 Gaston Saint-Pierre und Debbie Shapiro, a.a.O., S. 26 (dt. Ausgabe: S. 42)

ÜBER DEN AUTOR

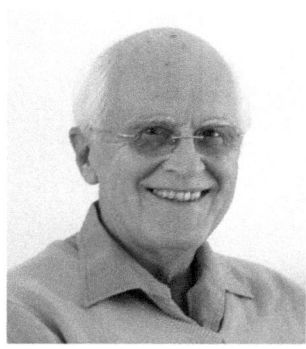

Photo: Martin Seeger

Gaston Saint-Pierre wurde 1940 in Französisch-Kanada geboren und lebte seit den frühen 60er Jahren in England. Er arbeitete 14 Jahre in der Finanzwelt und reise in dieser Zeit ausgiebig. Später wurde er Montessori- Lehrer.

In den 70er Jahren arbeitete er mit Robert St. John zusammen, dem Entdecker dieses revolutionären Ansatzes zur Heilung, den Robert *Metamorphose* nannte. Gaston Saint-Pierre führte diesen Ansatz insbesondere mit der Einführung der *Haltung des Belassens* weiter zur Metamorphischen Methode und gründete 1979 die *Metamorphic Association*, einen gemeinnützigen Verein, dessen Vorstand er seitdem war. Er schrieb, hielt Vorträge und Seminare überall in Europa und darüber hinaus und bildete viele Menschen in vielen Ländern als Lehrer der Metamorphischen Methode aus. Im März 2011 vollzog er in London seine letzte Wandlung und verließ unsere Welt.

Bitte umblättern...

Weitere Informationen über die Metamorphische Methode,
Listen mit MetamorphikerInnen oder
LehrerInnen der Metamorphischen Methode
sowie Kurstermine und weitere Links
finden Sie im Internet unter

die-metamorphische-methode.de
und
metamorphische-methode.eu
und
metamorphicassociation.org

Hier kann man sich zum **Neue Erde-Newsletter** anmelden:
newsletter.neueerde.de/anmeldung

NEUE ERDE im Buchhandel

Neue Erde ist ein kleiner unabhängiger Verlag, und der unabhängige Buchhandel ist unser natürlicher Partner. Wir unterstützen die Initiative »buy local«.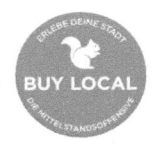

Sollte es Lieferschwierigkeiten bei den Büchern von NEUE ERDE geben, lassen Sie immer im VLB (Verzeichnis lieferbarer Bücher) nachsehen, im Internet unter **www.buchhandel.de**

Alle lieferbaren Titel des Verlags sind für den Buchhandel verfügbar.

Sie finden unsere Bücher auch auf unserer Homepage **www.neue-erde.de.**
Kontakt:

NEUE ERDE GmbH
Cecilienstr. 29 · 66111 Saarbrücken
info@neue-erde.de

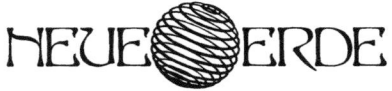